Die Behandlung

der

Fieber, fieberhaften Hautausschläge

und der

primären Syphilis

mit Wasser.

Dargestellt und durch Krankheitsfälle erläutert

von

Dr. Ludwig Fränkel,

practischem Arzte und Arzte der Wasserheil-Anstalt zu Berlin, Mitgliede der Gesellschaft für Natur- und Heilkunde zu Dresden.

Berlin.

Verlag von Veit & Comp.

1853.

Dem

VFEREINE DER WASSERFREUNDE

zu

BERLIN

in treuer Anhänglichkeit

gewidmet

vom

Verfasser.

Einleitung.

Man erwarte in den folgenden Blättern keine neuen Theorieen über die Natur der Krankheiten, keine wiederholten Invectiven gegen die bisher üblichen Heilmethoden und deren Vertreter, keinen übermüthigen Panegyrikus der Wasserkur. Die Litteratur der Wasserheilkunde ist nur zu reich an Schriften ähnlichen Inhaltes, und wenn das Wasser noch immer nicht eine allgemeinere Anerkennung bei Aerzten und Kranken gefunden, so möchte die Art, wie es vertheidigt worden, fast eben so viel Schuld daran tragen, als die Verdächtigung, mit der man es verfolgt hat. — Was zunächst die Theorieen betrifft, so darf man billig wohl fragen, für wen denn eigentlich jene langen unerquicklichen Diskussionen über die Entstehung und die inneren Bedingungen der Krankheiten geschrieben sind? Für

Wassers mit der ganzen überwältigenden Macht des Erfolges der erstaunten Welt präsentirte, wahrlich die Wasserkur wäre vielleicht bereits in den sich in unseren Tagen so rasch folgenden Fluthen von Ansichten und Meinungen untergegangen und bereits vergessen.

Die Angriffe gegen die sonst üblichen Heilmethoden und ihre Vertreter waren bisher stets ein nothwendiger Bestandtheil jeder die Wasserkur behandelnden Schrift, und es hat diese Polemik, wenn auch durch die Art, wie sie bisweilen getrieben worden, manches Betrübende, doch eben nichts Auffallendes. Nach einem allgültigen Gesetze muss Jeder zerstören, der da menschlich gründen will; und wo es gilt, einer Wahrheit zu ihrem Rechte zu verhelfen, da ist der Kampf mit der bisherigen Usurpation unvermeidlich. Er wird um so heftiger entbrennen, je länger jene Usurpation gedauert, je mehr sie sich bereits mit dem legalen Kleide der Rechtmässigkeit umgeben, je tiefer sich schon die Menge in das ewig Gestrige hineingelebt, „das heute gilt, weil's gestern hat gegolten.“ Dass aber dieser Kampf gegen die Medicin in ihrer Allgemeinheit ein vollständig berechtigter, wird wohl von Niemandem bezweifelt werden, der den anarchischen Zustand der sogenannten practischen Heilkunde, deren Nacht höchstens vom bleichen Schimmer trügerischer

Hypothesen durchzogen ist, in's Auge gefasst, der die Materia medica kennt, jenes riesige Ungeheuer, das sich im Laufe der Zeiten lavinenartig um den eigentlichen Kern der Heilkunde zusammengeballt, der es endlich weiss, wie sich auf einem Grunde von Erfahrungstrümmern eine Menge von Kurmethoden aufgebaut, die zum grossen Theil in sich selbst haltungslos, gewaltthätig und deshalb verwerflich sind. Zu bedauern ist daher die geistige Harthörigkeit so mancher Aerzte, welche sich noch immer vornehm von dem neuen Verfahren abschliessen, und wenn ich auch bei der Ehrenhaftigkeit des Standes entfernt davon bin, den Grund der Nichtanerkennung des Wassers als eines grossen Heilmittels Seitens der Aerzte, mit den Worten des Dr. Floyer zu bezeichnen, der bereits im Jahre 1702 die Heilkraft des Wassers in den verschiedenartigsten Krankheiten erprobt hatte: „Manche Medici sind überzeugt von dem Nutzen des kalten Wassers, aber sie sind ganz still davon gegen ihre Patienten, wohl wissend, das kalt Baden der Beschluss von der Komödie und das letzte Gericht auf der Tafel sein könnte, denn nur immer rathen: Badet kalt etc., das wirft wenig ab. Andere, wenn sie nicht weiter können, und sehen, dass es nothwendig kalt gebadet sein muss, so resolviren sie sich dazu, ob sie schon vorher darauf geschimpft haben, nur damit nicht ein Anderer komme, und den Ruhm der Kur davon tragen möge“, so bleibt doch nichts destoweniger das Verhalten der Aerzte in dieser Angelegenheit ein höchst tadelnswerthes. Indessen ist nach dieser Richtung hin in den sogenannten Wasserschriften bereits mehr als genug geschehen, und in der Mehrzahl derselben findet man mehr Geschrei gegen die Medicin als positive, überzeugende Beweise für die Wirksamkeit des Wassers. Es kann daher eine Schrift, welche sich namentlich diese letztere Aufgabe in Betreff einer grossen Klasse von Krankheiten zum Ziel gestellt, jenes Beiwerks wohl füglich entbehren, und wie es keiner Polemik Seitens der Sonne bedarf, um die Nacht zu verdrängen, sondern, wie diese dem siegenden Erscheinen der erstern von selbst weicht, so wird auch die frühere Dunkelheit der Arzneikunde am besten gebannt werden, wenn man nur die Wasserkur in ihrem ganzem und wahren Lichte zu zeigen weiss.

Endlich habe ich oben noch angedeutet, dass man in diesen Blättern keinen übermüthigen Panegyrikus der Wasserkur zu erwarten habe, und darüber noch einige erläuternde Worte. Es ist eine bekannte Erfahrung, dass eine Uebertreibung immer die andere hervorruft, und da das vernünftige Maasshalten die schwächste Seite der menschlichen Natur zu sein scheint, so hat eine Vermittelung der Extreme selten recht gelingen wollen. Es darf daher nicht Wunder nehmen, wenn man sich häufig gezwungen sieht, bei Beschützung einer Sache sich gegen die *eigenen* Anhänger derselben zu erklären, und dieselbe gewissermassen vor ihnen sicher zu stellen und zu retten. In diesem Sinne muss denn auch die Hydropathie vor den Hydropathen gerettet werden. Wem fällt nicht bei dem Lesen der meisten Wasserschriften und dem leidenschaftlichen Gebahren so mancher Laien jene politische Propaganda ein, deren Führer alles Mögliche, auch das Unerreichbarste versprechen, um nur für ihre momentanen oft gewiss gutgemeinten Zwecke sich Anhänger zu verschaffen, und die dann, wenn das Zugesicherte verlangt wird, aber nicht geleistet werden kann, beschämt abtreten müssen, und eine Reaction hervorrufen, welche den Abfall ihrer bisherigen Anhänger und die Vermehrung der feindlichen Reihen unabweislich zur Folge hat? Da giebt es keine Krankheit, die nicht durch Wasser, keine, die durch etwas anderes als Wasser geheilt wird, da ist kein Alter, das nicht in Jugend, kein Schwächezustand, der nicht in Kraft verkehrt werden kann, da werden die heftigsten Entzündungen, die schwersten Nervenfieber in 3—4 Tagen vollständig beseitigt, ja selbst Entbindungen, das Kind mag gerade oder quer liegen, durch Wasser bewerkstelligt, kurz, da wird Alles versprochen und nicht daran gedacht, dass auch die Zeit kommt, wo das Versprochene auch geleistet werden soll. Gelingt dann die Sache nicht, oder lehnt der um Rath gefragte, eines Bessern belehrte Arzt hier seine Mitwirkung ab, dann giebt es für jene Leute keinen andern Ausweg, als sie übertragen die Schwäche (wenn man es so nennen kann) der Methode auf die Individualität des Arztes und schreien in dem einen Falle über Mangel an Energie, in dem andern über das fehlende Vertrauen zur Wasserkur Seitens des Arztes. Die Thoren! Sie wissen nicht, dass das Publikum ganz anders urtheilt, und weit eher geneigt ist, wie dies bei allen in der Minorität befindlichen Sekten der Fall, die Fehler des Einzelnen zu einem Verbrechen des Ganzen zu stempeln, und so der Wasserkur im Allgemeinen zuzurechnen, was nur der Unkundige, der sie ausgeübt, dadurch, dass er sie in derartigen Fällen, mit dem Versprechen eines glücklichen Erfolges ausgeübt, allein verschuldet hat. Ich hoffe, man wird mich nicht missverstehen, und das eben Gesagte nicht etwa so deuten, als halte auch ich, wie die übrigen dissentirenden Aerzte, die Wasserkur nur für ein Mittel, das gleich allen übrigen nur in dieser oder jener Krankheit passe, die Beibehaltung des ganzen übrigen Heilapparats aber keinesweges entbehrlich mache. Ich halte im Gegentheile die methodische Wasserkur für ein Kapital, das den Arzt befähigt, seine bedeutenderen Leistungen am Krankenbette zu bestreiten, ohne ihn in die Nothwendigkeit zu versetzen, zu Darlehnen aus anderen Kassen seine Zuflucht zu nehmen, ich muss aber auch zugeben, dass, wie überhaupt Krankheiten durch die übergreifende Macht der Lebensthätigkeit auch ohne Wasserkur geheilt werden können und täglich auch geheilt werden, es auch Krankheiten giebt, die jeder Kunsthülfe unzugänglich, auch der Wasserkur spotten, ja sogar durch die letztere in ihrem tödtlichen Verlaufe beschleunigt werden können. In den Fällen daher, wo der Arzt die Ueberzeugung von dem Vorhandensein eines organischen Leidens oder auch nur einer vorwaltenden Anlage zu einem solchen gewonnen, da ist er auf eine indirekte, das Leben fristende, die Leiden mindernde Behandlung beschränkt, und es bedarf in solchen Fällen einer sehr diskreten und erfahrenen Hand, soll überhaupt die Rede von der Anwendung der Wasserkur sein. Es wird diese letztere, wird sie in ihrem ganzen Umfange ausgeführt, in so gearteten Fällen sogar den Tod deshalb schneller herbeizuführen vermögen, weil sie — einer ihrer grössten Vorzüge — an den Organismus in seiner Gesammtheit appellirt, in Folge dessen aber auch das einzeln hervorstechend leidende Organ gleichsam mit zur Arbeit heranzieht, und dadurch eben seine frühere Erschöpfung veranlasst. Dass ausserdem in Fällen, wo Verhältnisse der gestörten Mechanik concurriren, wie bei fehlerhafter Lage der Kinder, bei Wunden etc., die alleinige Anwendung des Wassers eine Absurdität, bedarf wohl kaum einer weitern Erörterung. — Ich habe diese kurze Digression, zu der ich in Rücksicht auf meinen Wirkungskreis mich ganz besonders veranlasst gesehen, hier für nothwendig erachtet, um, so viel in meinen Kräften steht, eine Heilmethode, der ich gern die allseitigste Anerkennung zuwenden möchte, vor Nachtheilen sicher zu stellen, welche ihre ganze Existenz gefährden und den stets lauernden Gegnern nur Material, um daraus neue Waffen gegen sie zu schmieden, an die Hand geben.

So weit über das, was man in diesen Blättern *nicht* zu erwarten hat. Ich komme nun zu dem *positiven* Inhalte der vorliegenden Schrift und bezeichne den ersten Theil derselben als *eine auf eigene Erfahrung sich gründende, durch selbst beobachtete Fälle veranschaulichte*

Darstellung der Heilkraft des Wassers in Fiebern und den acuten, d. h. vom Fieber begleiteten Hautausschlägen. Niemals durfte wohl ein Autor bei Abfassung einer Schrift mit grösserem Rechte darauf rechnen, alle Stimmen der hier Urtheilsfähigen über das Bedürfniss einer solchen Arbeit für sich vereinigt zu sehen, als dies bei der vorliegenden der Fall ist, denn gerade dieser, durch die Häufigkeit und Gefährlichkeit der hier zur Sprache kommenden Krankheiten und durch die hohe Wirksamkeit der Wasseranwendung in ihnen so interessante Gegenstand ist bisher überaus stiefmütterlich, ja fast nur nebenbei berührt worden. Diese auffallende Vernachlässigung würde schwer zu erklären sein, wenn sie nicht gewissermassen durch den ganzen bisherigen Entwickelungsgang der Wasserheilkunde bedingt wäre. Vergegenwärtigt man sich nämlich die Art und den Ort der Entstehung der Wasserheilkunde, so findet man, dass dem Begründer derselben die Objecte seiner heilkünstlerischen Thätigkeit nicht in seiner Umgebung gegeben waren, sondern ihm aus der Ferne zukamen, und dass begreiflicherweise die Patienten, welche bei ihm Hülfe suchten, nicht derjenigen Kategorie angehören konnten, welche uns hier beschäftigt. Mit fieberhaften Krankheiten behaftete Patienten reisen nicht, und da überdies jede neue Heilmethode gemeinhin das Contingent ihrer ersten Anhänger aus demjenigen Gebiete von Krankheiten bezieht, welche man wegen ihrer langen Dauer und Hartnäckigkeit die chronischen zu nennen pflegt, so war es ganz natürlich, dass sich die Anwendung der Wasserkur fast ausschliesslich auf derartige Uebel beschränkte, und nur gelegentlich an Denen, welche während ihres Aufenthalts in Gräfenberg an fieberhaften Affectionen erkrankten, die Heilkraft des Wassers von Priessnitz erprobt wurde. Wie viele Wasserheilanstalten nun auch im Laufe der Zeit nach dem Vorbilde Gräfenberg's entstanden, bei allen, vielleicht nur mit Ausnahme der unsrigen, hier in Berlin befindlichen, fand mehr oder minder das gleiche Verhältniss statt, denn auch sie, die meist fern von bevölkerten Orten belegen, hatten es nur mit aus der Ferne gekommenen, also mit chronischen Kranken zu thun, und entbehrten somit der Gelegenheit, acute Uebel mit Wasser zu behandeln. So hat sich denn bei Aerzten und Publikum die Ansicht gebildet, es sei die Wasserkur nur für chronische Uebel geeignet, und rangire etwa in demselben Verhältnisse, wie die Mineralbäder und Brunnen, wohin man sich im Laufe des Sommers begiebt, um dort in einem, auf 4—6 Wochen begränzten Zeitraum eine sogenannte Kur zu machen. Eine irrigere, unbegründetere, für die Patienten, so wie für die Weiterentwickelung und Anerkennung der Wasserheilkunde gleich verderbliche Ansicht giebt es aber nicht, und es wird daher für Jeden, der in seinem Wirkungskreise Gelegenheit gehabt, wiederholt den hohen Nutzen des Wassers in acuten Krankheiten zu erproben, zur unabweisbaren Pflicht, jenen Irrthümern mit dem ganzen Ernste der Ueberzeugung entgegen zu treten, und zu ihrer Berichtigung mitzuwirken. Indem ich dieser Pflicht hier nachzukommen suche, glaube ich bezüglich meiner Berechtigung zu einem vollgültigen Urtheile in dieser Angelegenheit noch hervorheben zu müssen, dass mein wasserärztliches Wirken in der Art von dem der meisten anderen, als Dirigenten von Wasserheilanstalten fungirenden. Aerzten verschieden war, dass ich seit Jahren nur in grossen Städten gelebt, und mir früher, wie jetzt in meiner Stellung bei einem nahe an 800 Mitglieder zählenden Vereine, als Hausarzt von der Hydropathie ausschliesslich ergebenen Familien es natürlich niemals an Gelegenheit fehlen konnte, die Heilkraft des Wassers in den verschiedenartigsten Formen fieberhafter Krankheiten zu erproben. Und auf Grund dieser meiner langjährigen Erfahrung muss ich denn als meine wahrste, lebendigste Ueberzeugung aussprechen, dass die Wasseranwendung in acuten Krankheiten an Sicherheit und zuweilen auch an Schnelligkeit, die Wirkung aller übrigen Heilmittel übertrifft, dass nur Unkenntniss oder böser Wille ihr ein Terrain streitig machen können, auf dem sie ihre schönsten Triumphe feiert, und dass die bisherige Abgränzung ihres Gebiets eine schreiende Ungerechtigkeit gegen die Methode, eine schreiende Ungerechtigkeit gegen die Kranken ist. Ungerecht gegen die Methode ist sie, weil bei der Beschränkung auf bloss chronische Krankheiten die Wasserheilkunde, ihren noch immer nicht ganz freundlich sehenden Schwestern gegenüber, nothwendig zu kurz kommen und in eine Stellung gedrängt werden muss, welche eben keine achtunggebietende genannt werden darf. Jene durch Dauer und vorausgegangene, sicher nicht immer zweckgemässe, arzneiliche Behandlung eingeätzten und eingebeizten Krankheiten, welche den Quell des Lebens oft so vergiftet haben, dass eine Wiederherstellung kaum mehr möglich, sie sind es wahrlich nicht, welche einer Methode Bedeutung und Anerkennung zu verleihen vermögen, die vor noch nicht gar zu geraumer Zeit aus ihrem Dunkel hervorgetreten, und gar vieler begünstigenden Umstände bedarf, um mit Aussicht auf Erfolg ihren, durch die Macht der Gewohnheit mindestens eben so sehr als durch ihre innere Bedeutung getragenen Nebenbuhlerinnen entgegentreten zu können. Denn jene chronischen Krankheiten stellen leider nur zu oft den bereits vollendeten Abfall des kranken Systems oder Organs von dem allgemeinen Verbande dar; das Leben hat gewissermassen den Kampf aufgegeben, und scheint sich in das Unvermeidliche finden zu wollen, und wenn es auch in vielen Fällen durch die Wasserkur gelingt, den Kampf wieder anzufachen, d. h. das chronische Uebel in ein acutes zu verwandeln, so wird der Ausgang doch zuweilen deshalb ein zweifelhafter sein, weil das abgefallene Organ, unbekümmert um den Zweck des Ganzen, sich in sein krankes Leben schon zu lange hineingelebt, um noch ferner in der Kette der Organe ein nützliches und brauchbares Glied abgeben zu können. — Anders aber gestaltet sich die Sache in der acuten Krankheit. In der acuten Krankheit arbeitet das Leben für den Kranken, und insofern die Wiederherstellung dieses letztern gemeinhin dem gebrauchten Mittel zugeschrieben wird, auch für dieses; von ihr schöpfen alle Kurmethoden ihren eigentlichen Lebensathem, durch sie allein können sie zu einer Anerkennung kommen, und gar manche, ja vielleicht alle Kunstleistung würde ihres Glanzes entkleidet werden, wenn die innere Naturheilkraft, welche nicht selten Krankheit und Mittel zu bekämpfen hat, auch nach Aussen hin ihre Leistungen geltend zu machen verstände. Die acute Krankheit ist eine nur momentane Verirrung eines oder mehrer Organe von der ihrem Wirken vorgezeichneten gesetzmässigen Bahn, und gerade die Heftigkeit, mit der sie in der Regel auftritt, giebt Zeugniss von den Anstrengungen, welche das Leben macht, diese Störung wieder auszugleichen, und das gewissermassen rebellische Organ wieder mit dem Ganzen zu versöhnen. Hier nun aber ist das wahre Terrain für die Wasserheilmethode, für die Heilmethode, welche es vor Allen am klarsten erkannt hat, dass der unendlichen Mannichfaltigkeit der dem menschlichen Organismus eigenthümlichen Krankheitsformen nichts so sehr entspricht, als die eben so unendliche innere Modificationsthätigkeit desselben Organismus, welche in den Bemühungen der Naturheilkraft den souveränsten Regulator aller ihrer Thätigkeit anerkennt, welche endlich auf ihrem Paniere die Devise trägt: Man dürfe die Natur wohl unterstützen, ja erweitern, niemals aber über sie hinausgehen. Hand in Hand mit der Diätetik, d. h. mit einer klugen Regelung aller wesentlichen Lebensbedingungen, wie der den Kranken umgebenden Luft, deren Temperatur, Helle und Reinheit, der Speisen und Getränke, des Maasses und der Art der geistigen und körperlichen Thätigkeit im Verhältniss zur Ruhe etc., vermag sie kühn die Krankheit in die Schranken zu fordern, und wenn auch sie dem Schicksale aller menschlichen Leistungen nicht entgehen wird, das angestrebte Ziel in manchen Fällen nicht zu erreichen, so wird es ihr doch gewiss nicht an zahlreichen Triumphen fehlen, welche ihr in der Reihe der Heilmethoden einen hervorragenden, ja den ersten Platz zu sichern im Stande sind. — Ungerecht aber gegen die Kranken ist jene Abgränzung, weil durch sie eine Menge von Leidenden der grossen Vortheile verlustig gehen, welche eine besonnene, sachgemässe Anwendung des Wassers ihnen zu gewähren vermag, und sie so dem Tode oder einem langjährigen Siechthum in gar vielen Fällen zum Opfer werden, in denen ihnen Leben und Gesundheit hätte erhalten werden können.

Es ist eine unabweisbare Pflicht jedes mit der Wasserheilmethode vertrauten Arztes, den hohen Werth der Wasseranwendung gerade in den fieberhaften Krankheiten mit den lebendigsten Farben zu schildern, und wie Cato dem römischen Senate bei jeder Gelegenheit sein auf Zerstörung hinzielendes „Ceterum censeo“ zurief, so muss der Wasserarzt dem Publikum immer wieder die auf Genesung und Erhaltung gerichtete

Anwendung des Wassers in den gedachten Krankheiten in's Gedächtniss rufen. Mögen daher die nachfolgenden Mittheilungen kräftig dazu beitragen, dem Publikum die Ueberzeugung zu gewähren, dass es in der Wasseranwendung gerade in den schwersten, Tod und chronisches Siechthum in ihrem Gefolge führenden Leiden ein Mittel besitzt, welches jenen Gefahren sicherer und energischer entgegen zu treten im Stande ist, als die anderen üblichen, von ihm so oft vergebens angerufenen Heilmethoden.

I. Von den Fiebern.

Wenn ein Mensch über Verstimmung des Gemeingefühls, also über Abgeschlagenheit, Mattigkeit, Schwere in den Gliedern, Kopfweh, Appetitmangel, unruhigen Schlaf klagt, wenn dabei sich eine erhöhte Temperatur, meist nach vorausgegangenem Frösteln kund giebt, wenn der Arterienschlag (Puls) rasch und häufig ist, wenn die Ab- und Aussonderungen des Körpers gestört, meist vermindert oder gehemmt sind, so sagen wir, der Kranke leidet an einem Fieber. Die gewöhnlichste Ursache solcher Erscheinungen ist eine Verunreinigung des Blutes durch zurückgehaltene normale Auswurfsstoffe, wie z. B. der Hautausdünstung in Folge von Erkältung; das so beschaffene Blut reizt dann das Herz zu einer verstärkten Bewegung (der vermehrte Pulsschlag), wird aber dadurch wieder zu einem Moment der Heilung, indem eben durch jene vermehrte Bewegung die Möglichkeit gegeben ist, die Krankheitsprodukte schnell zu verarbeiten, sie reichlich nach den Ausscheidungsorten hinzuführen und dort auszuscheiden (Krisen). — Beschränkt sich die Krankheit auf die hier genannten Zeichen, und wird die nöthige Ruhe und Diät dabei beobachtet, so pflegt schon nach einem kurzen Zeitraume, etwa am siebenten oder neunten Tage, die Krankheit sich durch Schweiss oder Urin zu entscheiden, worauf dann wieder Schlaf, ruhiger Puls, Appetit eintreten, und alle sonstigen krankhaften Erscheinungen sich verlieren. Tausendfältig wird ein solcher Zustand ohne alle und jede ärztliehe Einwirkung beseitigt, wenn der Patient sich nur in angemessener Weise dabei verhält, d. h. geistige und körperliche Ruhe, namentlich in liegender Stellung, beobachtet, keine Nahrung zu sich nimmt, welche durch ihre scharfe, aufregende Beschaffenheit den schon beschleunigten Blutumlauf noch mehr steigert, und Behufs der Kühlung und rascheren Ausscheidung aus dem Blute recht viel frisches, kaltes Wasser trinkt. Schlägt der Patient dieses mehr negative Verfahren ein, ist er gebildet genug, es einzusehen, dass in der Regulirung der wesentlichen Lebensbedingungen der eigentliche Nerv der ganzen sogenannten „Behandlung" liegt, dass die wahre Hülfe aus der im Innern schaffenden, von allen Hemmnissen entfesselten, hier in der Form eines mässigen Fiebers sich kundgebenden Heilkraft, und nicht aus der grossen Summe der von Aussen dargebotenen Mittel resultirt, bringt er nicht durch sofortiges Schwitzen, Abführen etc. in den gesetzmässigen, in geheimster Werkstätte des Lebens sich abspinnenden Prozess eine gefährliche Störung hervor, dann wird er bei der leider noch immer so grossen Zahl allzugeschäftiger Aerzte in hundert und aber hundert Fällen so besser berathen sein, als wenn er die Hülfe eines sogenannten

Sachverständigen in Anspruch nimmt. Wendet er sich aber an einen solchen, so hüte er sich wohl, darin, dass der Arzt sich in seinen Anordnungen auf psychisch-diätetische Mittel beschränkt, eine Vernachlässigung oder einen Mangel an Energie zu erblicken, denn ein solcher Schluss wäre eben so ungerecht gegen den Arzt, als gefährlich für den Patienten selbst. Das unbesonnene und unberufene Kuriren und Hineinstürmen, das schon so vielen Schaden gestiftet, wird nur zu häufig für Energie und Tüchtigkeit genommen, und dadurch gewissermassen beim Arzte provocirt; man bedenkt dabei nicht, dass Zusehen und Abwarten nicht etwa Theilnahmlosigkeit an den Leiden des Kranken, nicht etwa Schwäche und Mangel an Kenntnissen bedeuten, sondern dass gerade jene Ruhe, Geduld und Besonnenheit Attribute desjenigen Arztes zu sein pflegen, welcher in dem Erkennen und der Vorherbestimmung des Verlaufs der Krankheiten sich sicher fühlt, und welcher mit den möglichen Wendungen und Ausgängen des Uebels bekannt genug ist, um den rechten Zeitpunkt für ein thätiges Einschreiten zu treffen und wahrzunehmen. — Wenn in dem oben näher bezeichneten Zustande die Haut sehr trocken und heiss ist, so können täglich 1 bis 2 Abreibungen mit einem, in kaltes Wasser getauchten und gut ausgewundenen, Tuche gemacht, und damit auch nach eingetretenem kritischen Schweisse fortgefahren werden, weil im ersten Falle die Haut zur schnelleren und sicheren Ausscheidung befähigt, im zweiten aber das durch den Schweiss etwas ermattete Organ von neuem wieder gekräftigt und gestärkt wird.

Nicht immer gestaltet sich indessen die Sache so einfach und gutartig, sondern es erhalten nur zu häufig die Fieber theils durch die heftigeren Reaktionen des Blut- und Nervensystems, theils durch das vorzugsweise Ergriffensein bestimmter Systeme und Gebiete des Organismus eine erhöhte Bedeutung und eine eigenthümliche Färbung. Die wichtigsten Formen derartiger Fieber sind folgende:

1. Entzündliches Fieber.

Symptome: Starker Frost mit anhaltender, brennender, glühender, gleichmässig verbreiteter Hitze, rothe heisse, trockene Haut, rothes, aufgetriebenes Gesicht, mit glänzenden, gegen das Licht empfindlichen Augen, Klopfen der Hals- und Schläfenarterien, heftiger Kopfschmerz, voller, harter, häufiger Puls, heisser und beschleunigter Athem, trockener Mund und Zunge, starker Durst, spärlicher Urin, verstopfter Leib.

2. Katarrhalisches Fieber.

Zu den gewöhnlichen Fiebersymtomen, unter denen namentlich der schnelle Wechsel von Frösteln und überlaufender Hitze hervortritt, gesellt sich hier noch eine entzündliche Reizung der Schleimhäute, welche sich durch Schwere und Druck am Kopfe in der Gegend der Stirnhöhlen, durch die thränenden, schwimmenden Augen, das häufige Niesen mit steter Aufforderung zur Aussonderung einer Anfangs dünnflüssigen, wässerigen und scharfen Feuchtigkeit, durch die weissbelegte Zunge, durch Halsschmerz, Heiserkeit, Husten und zuweilen auch, wenn die

Schleimhaut des Nahrungskanals ergriffen, durch Brechneigung und Diarrhoe kund giebt.

3. Rheumatisches Fieber.

Es karakterisirt sich dasselbe, neben den bereits genannten Symptomen, vornehmlich durch die entweder fixirten oder schnell wandernden, brennenden, reissenden, stechenden oder bohrenden Schmerzen, welche bei der leisesten Berührung, oft schon durch einen Luftzug, bedeutend an Heftigkeit zunehmen, und namentlich an den Gelenken, die häufig angeschwollen und geröthet, heiss und gespannt sind, ihren Sitz haben, durch den rosenfarbenen, ziegelmehlartigen Bodensatz im Harne und durch die reichlichen, den Zustand jedoch nicht erleichternden, einen säuerlichen Geruch verbreitenden Schweisse.

4. Gastrisches Fieber.

Es giebt sich durch folgende Erscheinungen zu erkennen: Mit zähem, galligem Schleime belegte Zunge, bitterer Geschmack, Brechneigung oder wirkliches erleichterndes Erbrechen, heftige Kopfschmerzen, namentlich in der Stirngegend, Gefühl von Druck und Spannung in der Herzgrube, aufgetriebener, gespannter, zuweilen gegen die Berührung empfindlicher Leib mit Stuhlverstopfung oder übelriechenden Darmausleerungen, trüber, milchiger Urin, Zunahme des. Fiebers am Abend und Nachlass desselben in den Morgenstunden. Wo sich zu den eben genannten Symptomen noch die des Nervenfiebers (s. unten) gesellen, da entsteht jener gefährliche, unter dem Namen des gastrisch-nervösen Fiebers bekannte Krankheitszustand.

5. Nervenfieber, Typhöses Fieber, Typhus.

Dieses eine so grosse Rolle in den Todtenlisten spielende Leiden tritt unter folgenden Erscheinungen auf:

a) Stadium der Vorboten. Schwere Verletzung des Gemeingefühls, auffallende Verzagtheit, Vorgefühl einer herannahenden, schweren Krankheit, Neigung zum Seufzen, Weinen, Gefühl ausserordentlicher Mattigkeit, bleierne Schwere in den Gliedern, auffallende Trübung und Veränderung der geistigen Thätigkeit, dumpfe Eingenommenheit des Kopfes, Anfälle von Schwindel, auffallende Veränderung des Gesichtsausdruckes, von schweren Träumen unterbrochener Schlaf.

b) Stadium der ausgebrochenen Krankheit. Disharmonie und rasche Veränderlichkeit aller Symptome, Widerspruch derselben unter einander, wie trockene Zunge und kein Durst, kleiner Puls und heftiges Delirium, äussere Exaltation bei innerer Kraftlosigkeit; ferner grosse Muskelschwäche, Unvermögen sich aufrecht zu erhalten oder die Lage im Bette zu verändern, zitternde Zunge, erschwertes Sprechen, sehr rascher (100—130 Schläge in der Minute) kleiner, zitternder Puls, Delirium, still oder geschwätzig, heftig oder murmelnd, einseitig gesteigerte, gesunkene oder der Art nach veränderte Thätigkeit der Sinnesorgane, wie Lichtscheu, sehr geschärftes Gehör oder

Taubheit und dergl., trockene, rothe, wie lackirte, später braune, schmutzig belegte, rissige Zunge, aufgetriebener Leib und Schmerz in der rechten Weichengegend bei stärkerem Drucke, Diarrhoe, grosse Geneigtheit zur Entstehung von Brand.

Wie man aus der hier in kurzen Zügen entworfenen Karakteristik der wichtigsten Fieberformen ersieht, kommen alle darin überein, dass sie:

1) mit einer verstärkten Herzbewegung verbunden sind (der fieberhafte Puls);
2) dass sich bei allen mehr oder weniger eine Erhöhung der Eigenwärme des Körpers zeigt (Fieberhitze);
3) endlich, dass sie einen gewissermassen gesetzlichen Verlauf haben, sich gewöhnlich in dem Zeitraume vom 7ten bis zum 21sten Tage abwickeln, und meistens mit wahrnehmbaren Ausscheidungen (Krisen) erlöschen.

Da nun eine durch Jahrhunderte fortgesetzte Beobachtung ergeben hat, dass die zu einer glücklichen Lösung und Entscheidung der Krankheit nothwendigen Ausscheidungen vorzugsweise, und zwar an meistens im Voraus zu bestimmenden Tagen, dem 7ten, 14ten, 21sten, da eintreten, wo die unter 1) und 2) bezeichneten Momente gegeben sind, so hat man von jeher diese letzteren als das Bestreben der Natur, ein dem Leben drohendes Unheil abzuwehren, angesehen, und so dem Fieber eine Art von Heilkraft zugeschrieben. Und wirklich hat diese Ansicht auch so viel für sich, und scheint aus einer naturgemässen Beobachtung sich so ungezwungen zu ergeben, dass es nur lebhaft zu bedauern, dass sie stets mehr theoretisch gegolten, als praktisch bethätigt worden ist. Man hat zwar dagegen geltend zu machen gesucht, dass gerade die Fieber es seien, an welchen so viele Menschen ihr Leben einbüssen, und dass man bei dieser Lebensgefährlichkeit eben so gut von einer Unheilkraft als von einer Heilkraft der Fieber zu sprechen berechtigt sei. Dieser Einwand indessen scheint mir jenen oben angedeuteten Thatsachen gegenüber der Begründung zu ermangeln. Allerdings sterben sehr viele Menschen am Fieber, allein sie sterben meiner Meinung nach nicht, weil sie Fieber, sondern ungeachtet sie Fieber haben; wie Jemand in einem Kampfe fällt, nicht weil er sich gewehrt, sondern obschon er sich gewehrt hat, sein Widerstand aber entweder nicht ausgereicht hat, den Gegner unschädlich zu machen, oder so unzweckmässig gewesen, dass er seinen Zweck verfehlen gemusst, oder endlich der ihm geleistete Beistand demselben mehr geschadet als genützt hat. Das Fieber wird unter allen Umständen, der durch den krankmachenden Einfluss in den organischen Verrichtungen hervorgerufenen Störung gegenüber, als eine Gegenwehr des Organismus, als eine auf Wiederherstellung der frühern Harmonie gerichtete Reaction aufzufassen sein, und es ändert in dieser Auffassung nichts, ob der Kranke gesund wird oder stirbt. In beiden Fällen hat es an einer Gegenwehr des Organismus nicht gefehlt, nur war im erstern Falle die Vertheidigung, sei es nun durch eigene Kraft oder von Aussen her geleistete Hülfe, dem Angriffe adäquat, d. h. es war die verstärkte Herzbewegung gerade in dem Maasse vorhanden, welches erforderlich, die Krankheitsprodukte schnell zu verarbeiten, sie reichlich nach den Ausscheidungsorganen hinzuführen und dort auszuscheiden, während im zweiten jene das Fieber wesentlich darstellende Bewegung entweder zu stürmisch oder zu schwach gewesen, um ihren Zweck zu erreichen, oder wohl gar durch die zur Unterstützung herbeigeeilte ärztliche Hülfe in einer Weise gedämpft worden ist, die jede weitere heilsame Wirksamkeit ausschloss. Und hieran knüpft sich denn von selbst die praktische Bemerkung, dass das Fieber, wo die Intervention des Arztes nothwendig geworden, von diesem letztern nicht gehoben, sondern geleitet sein will, dass es hier gemässigt, dort passend erhöht, niemals aber in seiner eigentlichen Bedeutung als im Innern schaffendes Heilmittel verkannt und durch äusserlich dargereichte sogenannte Heilmittel neutralisirt werden darf. Die Verkennung dieser einfachen Wahrheit, so wie die Wahl der bisher in der Medicin bei fieberhaften Krankheitsformen gebräuchlichen Mittel hat sicher nicht wenig dazu beigetragen, den Fiebern eine für das Leben der Menschen so traurige Bedeutung zu verleihen, und die wohlthätige Absicht der Natur in so vielen Fällen zu vereiteln. Welchen Nachtheil die starken Blutentziehungen schon in unzähligen Fällen gebracht und noch immer bringen, welch langes Siechthum der Vampyrismus mancher Aerzte entweder, weil der Körper den Verlust des edlen Lebenssaftes nicht zu überwinden vermocht, oder weil durch gewaltsame Schwächung des Organismus die zu einer wirklichen Entscheidung der fieberhaften Krankheit nothwendige Lebenskraft gebrochen worden, und nun das Leben durch die Residuen der nicht entschiedenen Krankheit bedrängt wird, zur Folge gehabt, ist zu bekannt, um es hier weitläufiger auseinander setzen zu müssen. Hervorheben will ich nur, dass, wie namentlich von dem erfahrenen, englischen Arzte *Marshall Hall* dargethan worden, auf die Blutentziehung gewöhnlich eine Reaction erfolgt, welche mit den Erscheinungen der Vollblütigkeit, der Blutaufregung und überhaupt mit zu neuen Blutentziehungen auffordernden Symptomen die grösste Aehnlichkeit hat, und zu höchst gefährlichen Misgriffen verleiten kann, und nur zu oft verleitet hat. Denn wird von Neuem Blut entzogen, so mindern sich zwar momentan jene Zufälle, kehren aber bald mit erneuerter Heftigkeit wieder, so lange der Körper noch bei einigen Kräften ist, bis endlich durch eine nochmals wiederholte Blutentziehung der Tod erfolgt. — Welchen unsäglichen Schaden haben nicht schon bei Fiebern Brech-, Abführ-, erhitzende, schweisstreibende, kurz alle jene Mittel hervorgerufen, welche Ausleerungen gewaltsam erzwingen wollen, die nur dann bei schon entstandenem Fiebersturme einen heilsamen Karakter an sich tragen, wenn sie als Resultat der eigensten Thätigkeit des Organismus auftreten? Sind die Fälle etwa so selten, wo voreilig dargereichte Brechmittel in gastrischen Fiebern jenen tödtlichen Abdominaltyphus herbeigeführt oder entzündliche Zustände in dem für das Leben so nothwendigen Nahrungskanale heraufbeschworen haben? — Was die Abführmittel betrifft, die man so häufig als ableitende Mittel bei Fiebern in der Medicin anwendet, so haben sie, wie nothwendig es auch im Allgemeinen sein mag, bei allen fieberhaften Krankheiten die Leibesöffnung ungestört zu erhalten, nicht nur die grosse Inconvenienz, dass sie nicht selten zu gewaltsam und stürmisch wirken, und durch den dadurch herbeigeführten Säfteverlust eine leicht gefährliche Schwäche hervorrufen, sondern sie haben auch den grossen Nachtheil, dass durch solche künstliche Operation die Natur gewissermassen gezwungen wird, einen Weg einzuschlagen, den sie zu gehen vielleicht gar nicht beabsichtigt hat, und so der naturgemässen Entscheidung nicht selten eine Diversion bereitet wird, welche den Tod oder eine unvollständige Krise, und damit den ersten Grund zu einem nachfolgenden chronischen Siechthum zur Folge hat.

Die Wasserheilkunde verwirft alle diese Mittel, als ihren Fundamentalprinzipien widersprechende, und erkennt lediglich folgende Heilanzeigen bei Fiebern, welcher Natur sie auch seien, an:

1) Jedes Fieber wird als Heilbestrebung des Organismus angesehen, und demgemäss vom Arzte in der Art geleitet, dass es so lange einen mittlern Grad der Stärke behauptet, bis die durch dasselbe zu vermittelnden Ausscheidungen (die Kochung der Alten) zu Stande gekommen.

2) Jede gewaltsame Erregung einer Ausleerung wird streng vermieden. und nur indirekt dahin gewirkt, zur Befreiung und Entlastung innerer bedrängter Organe dem Zuge der Säfte die Richtung von Innen nach Aussen und vorzugsweise nach demjenigen Organe zu geben, welches erfahrungsgemäss am meisten geeignet ist, durch die in ihm vor sich gehenden Ausscheidungen eine Ausgleichung und glückliche Lösung des Krankheitsprozesses herbeizuführen.

Zur Erfüllung dieser Heilanzeigen bedient sich die Wasserkur folgender Mittel:

a) Neben der zweckentsprechenden Anordnung der Diät und des geistigen Verhaltens der Kranken nimmt der reichliche Genuss von frischem kalten Wasser den ersten Platz ein. In dem Wasser besitzen wir das natürlichste und einfachste Getränk, welches dem Organismus unter allen übrigen offenbar das homogenste ist, da Wasser den bei weitem grössten Theil der flüssigen und festen Körpersubstanz bildet, so dass z. B. die Leichen der in den afrikanischen Sandwüsten vor Durst umgekommenen und von der Sonnengluth ganz ausgedörrten Menschen und Thiere so viel von ihrem Gewichte eingebüsst, dass sie mit der grössten Leichtigkeit aufgehoben werden können. Es stillt den Durst am besten, stimmt die Empfindlichkeit der Nerven herab, und wirkt durch seinen Gehalt an Kohlensäure und atmosphärischer Luft erregend auf die Muskelhaut des Darmkanals. Es wird schnell eingesogen, dem Blute zugeführt, dessen Umlauf es befördert, und durch die Harnwerkzeuge und die Haut wieder ausgeschieden. Da nun ausserdem Wasser bei jedem Mischungsprozesse das Vehikel des chemischen Processes im Körper abgiebt, und bei der Ausdünstung durch Lungen und Haut, so wie bei der Absonderung aller anderen Flüssigkeiten stets eine grosse Menge davon verbraucht wird, so ergiebt sich von selbst, eine wie nothwendige Lebensbedingung der hinreichende Ersatz seines unaufhörlichen Verlustes ist. Wahrlich, man darf sich nur die Eigenschaften, die eben hier aufgeführt worden, in der ganzen Grösse ihrer Bedeutung recapituliren, und man wird nicht anstehen können, in dem Wasser schon als blosser Flüssigkeit eine Substanz zu erblicken, in welcher der diätetische Nutzen mit der Heilkraft so innig verschmolzen erscheint, dass kaum ein Mittel so geeignet sein dürfte, das Vermittelungsglied zwischen Diätetik und Heilkunde abzugeben. Stete Anfeuchtung der inneren Theile, fortwährender Ersatz für den Verlust der für die Lebensökonomie so unentbehrlichen Flüssigkeiten, Herabstimmen der zu hoch gesteigerten Nervenempfindlichkeit, Begünstigung eines stets ungehinderten, flüssigen Kreislaufs, Anregung der Thätigkeit des Darmkanals, vor Allem über Offenhalten aller natürlichen Schleusen, wodurch der Körper sich seiner unbrauchbar gewordenen Bestandtheile zu entledigen sucht — das sind Eigenschaften, welche dem Wasser den Stempel der Brauchbarkeit und des Nutzens namentlich in fieberhaften Krankheiten in nicht zu verkennender Weise aufdrücken.

b) Zur Mässigung der Fieberhitze, namentlich aber zum Zwecke, dem Zuge der Säfte die Richtung von Innen nach Aussen zu geben, und so die kritische Entscheidung allmälig vorzubereiten, wird die Haut in einer, dem jedesmaligen Bedürfnisse entsprechenden Wiederholung mit dem kalten Wasser in Form von Abreibungen und Einschlagungen in nasse Tücher in Berührung gebracht. Zum näheren Verständniss dieser bei allen Fiebern so höchst wirksamen Operation ist es nöthig, sich die Wirkung zu vergegenwärtigen, welche in dem organisch lebenden Körper bei der Berührung mit kaltem Wasser hervorgerufen wird.

Das kalte Wasser wirkt zunächst als ein starkes örtliches Reizmittel auf die äussere Haut des Körpers. Diese Hauterregung entsteht, indem nach dem bekannten physikalischen Gesetze die Wärme des Körpers nach den mit kaltem Wasser berührten Stellen der Haut hineilt und in das Wasser strömt, um die Temperaturen des Wassers wie des Körpers auszugleichen. Die Haut giebt hierbei das Medium ab, durch welches die Auswechselung der Temperaturen geschieht. Gerade deshalb wird sie in höhere Thätigkeit versetzt, gereizt, durch die rascher zu ihr von Innen strömende und von ihr nach Aussen fliehende Wärme, welche nachträglich den Blutumlauf hinter sich her von den innern nach den äusseren Blutgefässen zieht. Indem nun die Oberhaut bei der Wasserkur täglich in ihrem ganzen Umfange und in partiellen Bädern bedeckt, gereizt und durch die darauf folgende Reibung und Körperbewegung wieder erhitzt wird, zieht sich allmälig der Zudrang des Blutes und der Säfte aus den Gefässen des innern Körpers nach den Gefässen dieser so gereizten Oberfläche vorwiegend hin, und diese specielle Wirkung, welche sich so verstärkt, dass selbst Stockungen und Ablagerungen ganz nahe um die Gegend der Knochen dem Zuge der Säfte nach der Peripherie hin nachgeben müssen, das ist die eigentlich heilende Operation in der Wasserkur. Es übt demnach die Haut, wird sie wiederholt mit dem kalten Wasser in Berührung gebracht, zweierlei Functionen. Einmal nämlich, durch die rasch zu ihr von Innen und von ihr nach Aussen strömende Wärme, welche nachträglich den Blutumlauf hinter sich her von den inneren nach den äusseren Blutgefässen zieht, die Anziehung der Säftecirkulation aus den inneren Gefässen nach den möglichst äusseren, dann die nachträgliche Fortschaffung krankhafter Stoffe aus dem Bereiche des Organismus durch Schweiss oder, wo dies nicht hinreicht, durch Geschwüre. Durch diese Wirkungsweise wird aber das so angewandte Wasser zu einem mächtig ableitenden und demnach aus den oben angeführten Gründen zu einem souveränen Mittel in den fieberhaften Krankheiten. Wer einmal die nassen Einschlagungen bei Fiebern hat kennen lernen, wer es erfahren, wie rasch und sicher die gefahrdrohende Heftigkeit des Fiebers dadurch gebrochen wird, wie beruhigend, die Nervenaufregung besänftigend, dieselben auf den Kranken wirken, der kommt sicher nicht in die Lage, zu anderen Mitteln greifen zu müssen; der wird keinen Augenblick anstehen, jenes Einschlagen zu den Heroen der Heilmittellehre zu zählen. Wenn man es nur versteht, dieses Mittel mit richtigem Takte und umsichtiger Schätzung des vorhandenen Kraftverhältnisses zu handhaben, so wird man sich für die Mehrzahl der fieberhaften, so oft tödtlichen Krankheiten die Garantie eines Erfolges verschafft haben, wie sie kein anderes Heilverfahren zu leisten vermag. Wenn ich hier das Einschlagen in nasse Tücher als ein vorzugsweise ableitendes Mittel hinstelle, so geschieht dies eigentlich nicht im Einklange mit der über die Wirkungsart der nassen Umhüllungen herrschenden Erklärungsweise. Man hat nämlich den Effekt derselben ausschliesslich als einen wärmeentziehenden aufgefasst, und daraus allein die wohlthätige Wirkung herzuleiten versucht. Da nämlich der fieberhafte und Entzündungsprozess stets mit Wärmeerhöhung verbunden ist, so wird es wahrscheinlich, dass derselbe zu seiner Entwickelung eine gewisse Höhe der Körpertemperatur nöthig habe, und bei der Erniedrigung der Eigenwärme bis unter einen gewissen Grad nicht fortbestehen könne. Indem man nun durch die kalte Umhüllung die überflüssige Wärme in dem Maasse, wie sie entwickelt wird, wieder entzieht, so glaubt man dadurch, die Fortdauer des Krankheitsprozesses sicher zu verhindern, und ihn so gewissermassen durch Wärmeentziehung zu ersticke So grossen Werth ich aber nun auch auf die bei der nassen Umhüllung erfolgende plötzliche Abkühlung der in den Gefässen der Haut cirkulirenden grossen Menge Blutes, eine Abkühlung, die sich auch gewiss dem übrigen Blute mittheilt, lege, so will es mir doch scheinen, als bestehe in der ableitenden, innere bedrängte Organe frei machenden Wirkung die eigentlich heilende Operation. Denn indem man wiederholt den Reiz der Kälte auf die Haut wirken lässt, muss sich, dem obenerwähnten physikalischen, auf Ausgleichung beider Temperaturen beruhenden Gesetze gemäss, der Zug der Säfte vorwaltend aus den innern nach den äusseren Gefässen ziehen, und so die bei jenen Krankheiten mehr centripetale Richtung des Blutes in die entgegengesetzte centrifugale umwandeln. In demselben Maasse aber, als die inneren Theile frei werden, wird die Thätigkeit in der Haut und den übrigen der Oberfläche nahe gelegenen Organen durch den Zudrang der Säfte gesteigert, und so zuletzt eine Absonderung in denselben hervorgerufen, in welcher die Krankheit endlich erlischt. — Es ist hier auch der schickliche Ort, bezüglich jener, in der Hydriatrik eine so grosse Rolle spielenden Einschlagungen einer irrigen Auffassung zu begegnen, die man bei Aerzten und Laien, welche das eigentlich Wesenhafte der Wasserkur nicht erkannt, und nur so obenhin Kenntniss von ihr genommen haben, häufig anzutreffen pflegt. Es ist dies nämlich die Annahme, als hätten die Einwickelungen nur und ausschliesslich den Zweck, Schweiss hervorzurufen und durch diesen die Krankheit zu heilen. Von dieser Voraussetzung ausgehend, fragen nun die Aerzte anscheinend nicht ohne Grund: mit welchem Rechte wollt Ihr Hydropathen, die Ihr Eurer Heilmethode vor allen übrigen die Benennung einer naturgemässen vindicirt, mit welchem Rechte wollt Ihr die Natur zwingen, jede Krankheit durch Schweiss zu entscheiden, da ja die Erfahrung lehrt, dass die Natur zur Erreichung dieses Zweckes noch andere Wege betritt, und auch andere Ausscheidungen mit grossem Erfolge hervorruft? Die Aerzte hätten Recht, wenn die den Hydropathen imputirte Absicht wirklich vorhanden wäre, sie haben aber Unrecht, weil jene Beschuldigung eine falsche ist. Keinem mit Wasser behandelnden Arzte, der über das von ihm befolgte Verfahren nachgedacht, kann es einfallen, die Natur immer und in allen Fällen zur Betretung eines Weges zwingen und ihr eine und dieselbe Entscheidung, die durch den Schweiss nämlich, aufdringen zu wollen. Er verfiele ja dann in den Fehler, den ich erst vorher bei der Würdigung der Abführmittel erwähnt, in den Fehler nämlich, der Naturthätigkeit dadurch häufig eine gefährliche Diversion zu bereiten, dass er sie zu Aeusserungen gewaltsam veranlasst, die vielleicht gar nicht in ihrer Absicht gelegen. So wenig der Allopath deshalb, weil er seine Arzeneien dem Magen einverleibt, alle Krankheiten durch diesen entschieden haben will, eben so wenig will der Hydropath, weil er seine Mittel auf die Haut anwendet, in allen Krankheiten die Krisis durch die verstärkte Absonderung dieser letzteren herbeiführen. Ihm ist die Haut zunächst nur Einverleibungsorgan für das Mittel, mit dem er operirt; seine Absicht geht nur dahin, neben der Herabstimmung der in allen acuten Krankheiten mehr oder minder erhöhten Eigenwärme, durch den auf die Haut angebrachten Reiz der Kälte den Zug der Säfte aus den inneren Gefässen nach den möglichst äusseren zu leiten, es dann der Natur überlassend, in welcher Absonderung sie nun die Krankheit gleichsam erlöschen lassen will. Dass er dabei die Hoffnung hat, es werde die so gesteigerte Thätigkeit in den äusseren Gefässen einen Schweiss zur Folge haben, kann nur gerechtfertigt werden, da die Natur bei Entscheidung von Krankheiten diesen Weg häufiger als jeden andern betritt, und es für den Arzt bei seinen Kunstbemühungen ja Regel sein muss, sich nach derselben Scala einzurichten. Allein ein directer Zwang findet dabei durchaus nicht statt, und es ist wahrlich ein Unterschied, ob ich durch wiederholtes Einschlagen innere Organe frei zu machen und die peripherische Thätigkeit anzuregen suche, oder ob ich solche Mittel gebe, durch welche ich dadurch, dass sie gewisse Funktionen in ganz bestimmter Weise ansprechen, wie z. B. die Brech-, Abführmittel etc., in die Gefahr gerathe, bei der bisherigen, noch so mangelhaften Kenntniss des natürlichen Verlaufs und Ausgangs der einzelnen Krankheitsformen grossen Schaden durch die direkte Bethätigung einer Function, die hier gar nicht hätte bethätigt werden dürfen, anzurichten. Jeder Arzt, der fieberhafte Krankheiten auf die angedeutete Weise mit Wasser behandelt hat, wird es mit mir beobachtet haben, wie nicht selten Blutungen aus der Nase und den Hämorrhoidalgefässen, Durchfälle und Erbrechen etc. zur grossen Erleichterung des Kranken eingetreten und sich als wahrhaft kritische Erscheinungen bewährt haben.

Die nassen Einschlagungen lasse ich auf die bekannte Weise bei heftiger Fieberhitze in der Art machen, dass der Patient 3—6 Mal hintereinander, nachdem er in jeder Einpackung etwa 20 Minuten gelegen, eingeschlagen wird und in der letzten etwa 3/4 Stunden verharrt, worauf er dann gebadet oder kalt abgerieben, und mit einem Hemde bekleidet wieder in's Bett gebracht wird, worin er so lange ruhig bei reichlichem Wassertrinken verweilt, bis eine neue Steigerung des Fiebers, je nach ihrer Heftigkeit, eine neue Abreibung oder Einschlagung nöthig macht. — Ich habe schon oben erwähnt, dass jeder Arzt, der mit richtigem Takte und richtiger Schätzung der vorhandenen Lebenskraft diese feuchten Einhüllungen zu gebrauchen weiss, über ein Mittel gebietet, dem kein anderes an Sicherheit der Wirkung an die Seite zu setzen ist. Man vergegenwärtige sich bei seiner Anwendung nur immer genau den Zweck, der hier erreicht werden soll; nicht ein plötzliches Aufhören, Coupiren und Ersticken der Fieberbewegung, nicht eine gewaltsame Anregung der Hautthätigkeit sind es, die angestrebt werden dürfen, nein, eine Herabstimmung der zu hoch gesteigerten, über ihr Ziel hinausgehenden, sich durch die flammende Hitze, den schnellen

Pulsschlag, die raschen Athemzüge kund gebenden Lebensthätigkeit bis zu der mittleren Stärke, welche zur kritischen Entscheidung unbedingt erforderlich, so wie ein stetes Hinleiten des Säftezuges von den innern nach den äusseren Theilen — das sind die Aufgaben, die hier gelöst werden sollen, und die auch sicher auf die angegebene Weise gelöst werden. In wie hohem Grade daher auch dieses Mittel das Vertrauen jedes Arztes verdient, so bitte ich doch ausdrücklich, dieses Vertrauen nicht etwa so weit extendiren zu wollen, dass man die schwersten Fieberformen durch ein Paar Einwickelungen besiegen zu können vermeint, und, wie ich dies von manchen es mit dem Wasser gutmeinenden, in seiner Handhabung aber nicht erfahrenen Aerzten gesehen, den Muth verliert und sich nach anderen Hülfsmitteln umsieht, wenn, wie natürlich, jene Erwartung getäuscht wird. Den innern gesetzmässigen Verlauf, der den Fiebern von der Natur vorgezeichnet zu sein scheint, ändert auch die Wasserkur nicht, und darf es sich auch nicht zur Aufgabe machen, ihn zu ändern; nur in allmäliger Stufenfolge reihen sich die inneren Vorgänge. als deren Spitze die kritische Lösung erscheint, an einander, und es bedarf daher einer fortwährenden Leitung und Ueberwachung, einer steten und wiederholten Anregung des Organismus, jenen durch die Einschlagungen und Abreibungen vorgezeichneten Weg nach Aussen zu betreten, um keine Störung aufkommen zu lassen, und das ersehnte Ziel endlich herbeizuführen. Bei diesem Verfahren wird dann, wenn auch oft nicht rascher als bei anderen Methoden, doch jedenfalls stets sicherer geheilt, und es ist nebenher der Vortheil gewiss nicht gering anzuschlagen, dass hier sich nicht, wie so häufig in der Allopathie, auch wo sie glücklich gewesen, der widerliche Misston einmischt, dass der Körper naeh der Beseitigung der Krankheit einem Gebäude gleicht, bei dessen Rettung aus einer Feuersbrunst die Hand des Rettenden mehr Schaden gestiftet, als die Wuth des wilden Elements. — Bäder vermeide ich gewöhnlich, wenn sie nicht durch besondere Umstände geboten sind (s. unten), in den ersten Stadien des Fiebers ganz und gar; sie scheinen zu aufregend zu wirken, und werden durch die Abreibungen passend ersetzt, ganz abgesehen davon, dass ihre Anwendung in der Privatpraxis häufig auf unüberwindliche Schwierigkeiten stösst.

c) Kalte Umschläge, von denen es zwei, in ihrer Wirkung wesentlich verschiedene Varietäten giebt:

a) Kalte, entzündungswidrige Umschläge, welche in einem mehrfach zusammengelegten Stüek Leinwand bestehen, das, in kaltes Wasser getaucht und nicht zu stark ausgewunden, auf den leidenden Theil gelegt, und so wie es sich erwärmt, also oft schon nach 2 Minuten, erneuert wird.

Diese Umschläge kommen namentlich da zur Anwendung, wo edle Organe oder Höhlen des Körpers, wie Kopf, Brust etc. von Blutüberfüllungen und Ablagerungen bedroht werden, und es räthlich erscheint, neben der allgemeinen, ableitenden Behandlung, auch dem gefährdeten Organe einen örtlichen Schutz zu gewähren. Da die Gefahr in solchen Fällen von der Blutanhäufuug und Blutstockung in sich erweiternden Haargefässchen des betreffenden Theiles herrührt, so giebt es kein passenderes Mittel, derselben zu begegnen, als die Anwendung der Kälte in der eben erwähnten Weise. Bringt man nämlich die Kälte so oft und rasch wiederholt an eine Stelle des Körpers, dass der Austausch der Körperwärme mit der Wasserkälte nicht rasch genug erfolgen kann, so zieht die Kälte die überwundene Haut zusammen, dringt in die Körpertheile darunter, zieht auch dort Gefässe und Muskeln zusammen, wodurch die befallenen Haargefässe sich wieder verengen, in den dem erkrankten Gefässnetze benachbarten Haargefässen lebhaftere Strömungen entstehen, welche die stockenden Blutkügelchen mit fortreissen, bis nach und nach das kranke Netz wieder entleert und durchgängig geworden ist. Gleichzeitig wird auch die gesteigerte Nerventhätigkeit in dem befallenen Organe herabgestimmt, und so der an dieser Stelle entstandene Schmerz vermindert und beseitigt. Am meisten macht sich in Fiebern die Nothwendigkeit dieser Umschläge am Kopfe geltend, und wo immer heftige Schmerzen dieses Theils, Irrereden, starker Blutandrang nach dem Gehirne sich bemerklich machen, da wird man mit Nutzen zu jenen kühlenden und beruhigenden Umschlägen greifen können.

b) Erwärmend erregende Umschläge. Auch hier wird ein mehrfach zusammengelegtes Stück Leinwand in kaltes Wasser getaucht, und s t a r k ausgerungen auf den betreffenden Theil in der Art gelegt, dass es fest auf der Haut anliegt. Mit einem trocknen Tuche oder einem Stück Wachstuch wird es wohl bedeckt, dass kein Luftzutritt stattfinden kann, und erst dann erneuert, wenn es heiss und trocken geworden, was je nach dem Fieberzustande in 1—3 Stunden der Fall sein kann.

Ihre Wirkung besteht namentlich darin, dass sie durch die vermehrte Hautthätigkeit und die hervorgerufene Reaction an der bedeckten Stelle ein Uebermaass von Wärme erzeugen, durch diese feuchte Wärme aber die in den unter der Haut belegenen Organen befindlichen Krankheitsstoffe auflösen, und ihre allmälige Ausscheidung vorbereiten. Diese Umschläge werden am häufigsten auf Magen und Unterleib angewendet, und dienen namentlich bei gastrischen und nervösen Fiebern theils zum Schutze gegen eine entzündliche Affection der Darmschleimhaut, theils zur allmäligen Verarbeitung der im Nahrungskanale vorhandenen Unreinigkeiten. Bei rheumatischen Fiebern werden die hervorstechend leidenden Theile mit solchen Umschlägen belegt.

d) Kalte Klystire. Ich habe schon oben bei Erwähnung der Abführmittel bemerkt, dass es bei allen fieberhaften Krankheiten räthlich ist, auf das ungehinderte Vonstattengehen der täglichen Leibesöffnung hinzuwirken, weil die Erfahrung es tausendfältig gelehrt, dass nicht leichter das vorhandene Fieber, der Kopfschmerz, das Herzklopfen, die Unruhe etc. gesteigert werden, als wenn der Leib verstopft ist, anderentheils aber fast immer eine sofortige wesentliche Erleichterung der genannten Zufälle eintritt, wenn Leibesöffnung erfolgt ist. Die Leibesöffnung soll aber aus den ebenfalls bereits oben auseinandergesetzten Gründen nur unterhalten, nicht vermehrt und gewaltsam erzwungen werden, es soll nur der schon vorhandene und geformte Koth, welcher bei seinem Zurückbleiben im Darmkanale einen höchst feindlichen Einfluss auf den Organismus, namentlich auf das Nervensystem, auszuüben pflegt, aus dem linken und absteigenden Dickdarm auf eine den natürlichen Stuhlgängen ähnliche Weise entleert werden, und dazu dienen in der Mehrzahl der Fälle ganz trefflich die kalten Klystire, deren entleerende Wirkung noch durch die gleichzeitig kühlende und ableitende ergänzt wird. Allerdings fehlt es auch nicht an Fällen, wo das eingespritzte Wasser entweder beim Kranken zurückbleibt oder ohne Wirkung wieder abgeht, es hat dies jedoch seinen Grund nicht selten darin, dass die Naturthätigkeit sich nach einer andern Richtung, z. B. nach der mit dem Darmkanale in einer Art von Gegensatz (Antagonismus) stehenden Haut, vorwaltend gewendet hat, und so die wurmförmige, austreibende Bewegung des erstern den im Organismus geltenden Gesetzen gemäss momentan suspendirt ist. Eine Verkennung dieses Gesetzes kann für den Kranken die unglücklichsten Folgen haben, und hat sie bei der beliebten Darreichung stark wirkender Abführmittel in Fiebern nur zu oft, wie ich denn unten an einem Falle eines schweren typhösen Fiebers nachweisen werde, wie gerathen es sei, sich es zum unumstösslichen Gesetze zu machen, nicht durch einseitige gewaltsame Anregung von Ausleerungen bei Fiebern den gesetzlichen Gang derselben zu stören und gegen das schon von älteren Aerzten aufgestellte, leider so oft missachtete Gebot: *In magnis motibus nihil moveto* — (bei grossen Bewegungen im Körper darf der Arzt nicht noch künstlich eine neue Bewegung veranlassen) — zu verstossen.

e) **Bäder.** Ich habe bereits oben erwähnt, dass ich mich nur selten in die Nothwendigkeit versetzt gesehen, bei fieberhaften Krankheiten Bäder anzuwenden, und dass in der Mehrzahl der Fälle die den Einschlagungen folgende Abreibung den hier vorliegenden Zweck, Erfrischung und Bethätigung des Hautorgans, hinreichend erfüllt haben. Die Gründe, welche mich bestimmen, dem Bade in derartigen Krankheiten eine nur beschränkte Anwendung zuzugestehen, beruhen vornehmlich auf der Erfahrung, dass einestheils die dem Bade folgende Reaction leicht eine zu starke wird, und den eben durch die Einschlagungen beruhigten Fiebersturm nicht selten wieder heraufbeschwört, anderentheils der gewöhnlich doch sehr angegriffene Kranke den Druck einer grössern Wassermenge nur schwer erträgt. Beide hier angeführten Gründe geben uns denn auch zugleich einen Fingerzeig, in welchen Fällen und auf welche Weise das Bad hei Fiebern angewendet werden müsse. Gerade, weil die Reaction nach dem, in einem entsprechenden Temperaturgrade und einer angemessenen Dauer angewendetem Bade eine kräftigere ist, und grössere Thätigkeitsäusserung zur Folge hat, als die Abreibung, passt dasselbe auch vorzugsweise für die Fälle, wo die Kräfte des Lebens und namentlich die des Nervensystems durch nicht immer zu ermittelnde Einflüsse, am häufigsten wohl durch die Einwirkung eines in seinem Bestandtheile sehr veränderten, gleichsam vergifteten Blutes, wie in Banden liegen, und einer stärkeren Aufrüttelung bedürfen, um ihre zur glücklichen Entscheidung des Fiebers nicht zu entbehrende Thätigkeit wieder frei entfalten zu können. Namentlich sind es die schweren

Formen des Nervenfiebers, wo die Haut mehr kühl, der Puls klein, der Kranke sehr in sich versunken ist, in denen jene Bäder am zweckmässigsten die Kur einleiten, und so lange fortgesetzt werden, bis jener mittlere Grad der Fieberstärke erreicht ist, den wir oben als zur glücklichen Entscheidung erforderlich bezeichnet haben. Was das Wie der Anwendung betrifft, so gebe ich ganz kalte Bäder in fieberhaften Krankheiten niemals, sondern lasse sie stets bis auf 14—18° R. erwärmen und in der Art anwenden, dass die Badewanne nur mässig mit Wasser gefüllt, und der Kranke etwa 5–8 Minuten lang von mehreren Wärtern kräftig mit den in das Wasser getauchten Händen gerieben wird.

Diese hier von *a*) bis *e*) aufgeführten Anwendungsformen des kalten Wassers bilden den ganzen Apparat, mit welchem der hydropathische Arzt sich ausrüstet, wenn er berufen ist, seine heilkünstlerische Thätigkeit gegen die Macht des Fiebers in die Waagschale zu legen. Wie unscheinbar sich auch dieser Apparat den grossen Rüstkammern der Allopathie und Homöopathie, in denen neben dem ungeschlachten Schwerdte der Vorzeit die zierliche moderne Waffe, neben dem tödtlichsten Geschosse die nichtssagendsten, unwirksamsten Dinge in bunter Unordnung aufgestapelt liegen, ausnehmen mag, er wird nichtsdestoweniger in seiner sinnigen Einfachheit, die hier wie überall, das unauslöschbare Gepräge der Wahrheit an sich trägt, sich auch ferner wie bisher zu bewähren wissen, wenn er von kundiger Hand angewendet und gehandhabt wird, und es kann seinen Werth wahrlich nicht beeinträchtigen, wenn auch in einzelnen Fällen die menschliche Hülfe der Uebermacht des andringenden Todes weichen muss. Denn nur gemindert, nicht ganz beseitigt kann die Tödtlichkeit jener Krankheitsformen durch die Wasseranwendung werden, und wer aus dem unglücklichen Ausgange einzelner mit Wasser behandelter Fälle unserem Mittel den Vorwurf der Unzulänglichkeit und Unwirksamkeit machen wollte, der würde an die Macht der menschlichen Kunsthülfe, sie führe einen Namen, welchen sie wolle, einen Maassstab anlegen, den dieselbe, weil unpassend und ihrem Wesen nicht entsprechend, zurückweisen muss, der bedächte ausserdem nicht, dass Tausende und aber Tausende schon bei dem hergebrachten Verfahren gestorben sind und noch sterben, und dass man dennoch immer wieder zu demselben seine Zuflucht nimmt. Deshalb darf auch jenes Geschrei, welches der grosse Haufe erhebt, wenn ein Kranker einmal bei der Behandlung mit Wasser gestorben, den so behandelnden Arzt nicht schrekken, deshalb darf dadurch seine Ueberzeugung von der Wahrheit des von ihm geübten Verfahrens nicht erschüttert werden, denn nicht der einzelne, unglücklich endende Fall entscheidet, sondern die Summe der glücklich erzielten Heilungen. Mögen sich jene Tadler überdies erinnern, dass ihre Resignation bei dem Tode eines auf die herkömmliche Weise behandelten Kranken sich eben so leicht aus der traurigen Gewohnheit eines solchen Ausganges, als aus dem Bewusstsein, dass, wie die beliebte Phrase heisst, Alles geschehen sei, herleiten lässt, und dass ihre Verwunderung, dass ein Kranker auch einmal ohne Medicin hat sterben können, ihren Absichten zuwider, leicht als eine Beschuldigung der ältern Methode und eine indirekte Anerkennung der von uns geübten gelten könnte.

Noch muss ich gewissermassen als Anhang zu dem Kapitel von den Fiebern einer Fieberform Erwähnung thun, welche gleichsam in der Mitte zwischen den acuten und chronischen Krankheiten steht. Ich meine die kalten oder Wechselfieber. Das Hauptzeichen derselben ist die Periodicität, indem nämlich nach beendigtem Fieberanfalle alle Krankheits-Symptome cessiren und der Patient sich gewöhnlich von allen Beschwerden frei fühlt. Man unterscheidet bei diesen Fiebern drei gesonderte Stadien:

a) Das Froststadium. Es karakterisirt sich durch Frost, von den Lenden beginnend und den Rücken entlang aufsteigend 1/4 Stunden und länger anhaltend, durch blasses Gesicht, blaue Lippen und Nägel, eingeschrumpfte Haut, Zittern, Zähneklappern, Eingenommenheit des Kopfes, schnelles und ängstliches Athmen, Durst, häufigen Puls, farblosen und wässerigen Urin.

b) Das Hitzstadium. Es währt 2—8 Stunden und bekundet sich durch die trockene und brennende heisse Haut, das geröthete Gesicht, die heftigen Kopfschmerzen, den trockenen Mund, anhaltenden Durst, vollen und harten Puls, den feurigen Urin.

c) Das Schweissstadium. Die Dauer desselben ist gewöhnlich eine 1—3 stündige, und es wird bezeichnet durch allgemeine, reichliche, säuerlich riechende Schweisse, durch einen ziegelmehlartigen Bodensatz im Urine, und durch die zuweilen am Munde und Lippen sich bildenden Wasserbläschen.

In Bezug auf die einzelnen Varietäten des Wechselfiebers genügt es, hier daran zu erinnern, dass das Fieber entweder alle 24 Stunden, gewöhnlich des Morgens, einen Anfall macht, worauf vom Mittag bis zu den Frühstunden des folgenden Tages fieberfreie Zeit ist — tägliche Fieber — oder dass alle 48 Stunden ein Anfall eintritt, und der mittlere Tag frei ist — dreitägige Fieber — oder endlich, dass alle 72 Stunden ein Anfall erscheint, und die zwei mittleren Tage frei bleiben — viertägiges Fieber. —

Es dürfte wohl allgemein bekannt sein, dass die Medicin ein sehr rasch wirkendes Specificum, das Chinin in seinen verschiedenen Verbindungen nämlich, gegen diese Fieberformen besitzt, und dass, wenn ein momentanes Coupiren der Anfälle gleichbedeutend mit einer radicalen Heilung wäre, es kaum die Mühe lohnte, sich nach einem andern Mittel umzusehen. Allein in dieser Verschiedenheit zwischen der gehinderten A e u s s e r u n g des Fiebers und dem Beseitigen der i n n e r l i c h e n Bedingungen desselben liegt gerade die Schwierigkeit, und so wirksam das Chinin sich in ersterer Beziehung erweist, so machtlos ist es in der Mehrzahl der Fälle in der letzteren, und es ist eben keine seltene Erscheinung, dass schon nach kurzer Unterbrechung seines Gebrauchs das Fieber von Neuem wiederkehrt, und dem Kranken durch diese Wiederholungen zu einer unerträglichen, seine Kräfte wahrhaft unterwühlenden Quaal wird. So wechseln denn Fieberanfälle mit immer erneuten Darreichungen von Chinin oder auch wohl von Arsenik, bis der Körper des Patienten endlich dermassen mit Medicamenten dieser Art gesättigt ist, dass zu den Störungen, welche das Fieber hervorgerufen, sich nun auch die nachtheiligen Wirkungen der Arzneien hinzugesellen, und der Patient zuletzt die Beute Beider wird. Denn das Chinin, längere Zeit hindurch gebraucht, wirkt höchst feindlich auf die Verdauung und die gesammte Reproduction, macht leicht Anschoppungen der Leber und Milz, und führt endlich wohl gar wassersüchtige Anschwellungen herbei, was Alles in noch viel höherem Grade vom Arsenik, diesem tödtlichsten aller Gifte, gilt. Dazu kommt noch der sehr wichtige Umstand, dass das kalte Fieber so häufig nur als ein Heilbestreben der Natur zur Beseitigung schon vorhandener Krankheitszustände auftritt, dass es lediglich als solches vom Arzte aufgefasst sein will, und dass daher für solche Fälle eine schnelle Unterdrückung, ein gewaltsames Verstummenmachen dieser Aeusserungen nirgends weniger am Platze ist, als hier.

Frägt man nun, was das Wasserheilverfahren in dieser Fieberform bis jetzt geleistet, so lehrt die Erfahrung, dass die bisher übliche Behandlungsweise mit Wasser allerdings an Schnelligkeit der Wirkung der allopathischen mit Chinin weit nachsteht, und dass so behandelte Fieber oft Monate lang gedauert, ehe sie durch das Wasser zu einem gedeihlichen Ende geführt worden sind. Unter diesen Umständen durfte es daher auch nicht überraschen, dass die Kranken, deren Wünsche ja immer auf möglichst rasche Heilung gerichtet sind, es vorzogen, statt einer anhaltenden Wasserkur sich zu unterziehen, zu dem auf die Dauer freilich unsicheren, momentan aber doch in der

Mehrzahl der Fälle rasch wirkenden Chinin zu greifen, und an dessen fiebervertreibende Kraft bei der jedesmaligen Wiederkehr der Anfälle immer von Neuem zu appelliren. Es war mir daher sehr willkommen, durch eine Mittheilung des *Dr. Fleury* zu Meudon Kenntniss von einem Verfahren zu erhalten, das an Schnelligkeit der Wirkung dem Chinin fast gleich kommt, es an Sicherheit und Nachhaltigkeit aber noch weit zu übertreffen scheint. Es besteht dies Verfahren darin, dass der Patient jedesmal eine Stunde vor dem Anfalle des Fiebers, und ebenso am fieberfreien Tage, die Douche 5 Minuten lang auf die Milzgegend einwirken lässt, während gleichzeitig die Brause die übrigen Theile des Körpers fortwährend nass erhält.

Die Versuche, welehe ich mit dieser Verfahrungsart in hiesiger Anstalt angestellt, gewährten ein überraschend günstiges Resultat, und ich werde später mehrere Fälle näher anführen, in denen die Patienten unter dem Einfluss jener Gebrauchsweise des Wassers rasch und dauernd von ihrem Fieber befreit worden sind. Unter diesen Fällen befinden sich zwei, in denen die Kranken ausser der Douche und Brause nichts weiter gebraucht, bei den übrigen wurde allerdings gleichzeitig ein weiteres, gleich näher zu bezeichnendes Verfahren damit combinirt.

Die specielle Behandlung der kalten Fieber würde sich meinen Erfahrungen zu Folge nun so stellen. Leichtere, durch den epidemischen Einfluss hervorgerufene Wechselfieber, welche bei bis dahin gesunden Individuen auftreten und mit keinen anderweitigen, besonders hervorstechenden, namentlich gastrischen Erscheinungen verbunden sind, bedürfen zu ihrer Beseitigung keiner weiteren

Behandlung, als der eben näher bezeichneten durch Douche und Brause. Der jedesmalige Anfall selbst verlangt im Froststadium nur passende Bedeckung, im Hitzstadium reichlichen Wassergenuss, und nach Beendigung des darauf folgenden Schweisses eine nasse Abreibung. Bei solchen Fiebern aber, welche durch die Heftigkeit der Anfälle selbst, den sehr starken Frost, die übermässig trockene Hitze und sonstige begleitende Erscheinungen eine grössere Bedeutung beanspruchen, wird es nothwendig, namentlich in den ersten Anfällen, ein modificirtes Verfahren einzuschlagen. Ist der Frost sehr heftig und glaubt man aus der damit fast immer verbundenen überwiegend centripetalen Richtung des Blutes Befürchtungen schöpfen zu müssen, so passen 1 oder 2 Abreibungen, um eben jene Richtung in eine centrifugale zu verwandeln, und so die peripherische Thätigkeit mehr anzuregen. Tritt dann die Hitze ein, ist der Kopf sehr eingenommen, so wird der Patient in ein nasses Leintuch eingeschlagen, und dieses nach 20 Minuten mit einem zweiten, nöthigenfalls auch mit einem dritten vertauscht, worin der Patient dann den Schweiss abwartet; eine Abreibung beschliesst das ganze Verfahren. Gleichzeitig muss auch an den fieberfreien Tagen die Behandlung in der Art fortgesetzt werden, dass der Kranke jeden Morgen etwa $^3/_4$ Stunden im nassen Leintuche dünstet, darauf Abreibung oder Bad von 14° R. nimmt, einen alle 3 Stunden zu wechselnden Umschlag um den Leib trägt, und im Laufe des Tages ein Sitzbad von der Dauer einer Viertelstunde und der Temperatur von 12° R. gebraucht. Erst dann, wenn diese vorbereitende Behandlung einige Zeit hindurch fortgesetzt worden, kann man zum Gebrauche der Douche übergehen und durch den Einfluss derselben das Fieber coupiren. — Die Nothwendigkeit einer gründlichen Behandlung macht sich aber vor Allem in den Fällen geltend, wo das Fieber bei schon mit chronischen Krankheiten behafteten Individuen auftritt, und die Hoffnung vorhanden ist, dass es heilsam auf jene zurückwirken könnte. Hier kann ein rasches Unterdrücken grossen Schaden bringen, nnd es muss dem praktischen Takte und der Umsicht des behandelnden Arztes überlassen bleiben, das Fieber so zu leiten, dass es im möglichst grossen Umfange den etwaigen Karakter seiner Heilsamkeit entfalten kann, worüber sich natürlich nicht specielle Vorschriften geben lassen, da die Individualität der Krankheit und des Trägers derselben, des Patienten, hier allein massgebend sind.

Ich werde jetzt aus der ziemlich reichhaltigen Sammlung der von mir beobachteten und ausschliesslieh mit Wasser behandelten Fieber einige Fälle mittheilen, welche, obwohl sie gerade nicht alle eine besondere Bedeutung zu beanspruchen vermögen, doch als Beispiele und als praktische Erläuterung des bis hierher Vorgetragenen gelten können.

Für Diejenigen, denen es auffallen sollte, dass ich nur solche Fälle mittheile, bei denen der Ausgang ein glücklicher gewesen, diene die Bemerkung, dass die von mir behandelten Fieber, bei denen die Wasseranwendung in entschiedener und consequenter Weise gleich vom Anfange an durchgeführt worden, allerdings sämmtlieh mit Genesung geendigt haben, dass es aber auch an solchen nicht gefehlt, wo der Tod eingetreten, nachdem im entscheidenden Momente und bei anscheinend grosser Gefahr die bis dahin gebrauchte Wasserkur mit einer medicinischen vertauscht worden war. Ob hier bei fortgesetzter hydriatrischer Behandlung das Leben erhalten worden, oder trotz derselben der Tod gleichfalls eingetreten wäre, ist eine Frage, die natürlich nicht zu entscheiden ist und deshalb in suspenso gelassen werden muss.

1. Fall. Entzündliches Fieber. Herr S., ein kräftiger Mann in den dreissiger Jahren, bekam am 25. Februar v. J., nachdem ein leichtes Unwohlsein einige Tage hindurch vorausgegangen, einen heftigen Fieberanfall mit bedeutender Brustbeklemmung, weshalb er mich noch am Abend zu sich hin bescheiden liess. Die Erscheinungen, welche sich mir darboten, waren folgende: Der Kranke hatte einen harten, raschen Puls von etwa 95 Schlägen in der Minute, die Haut fühlte sich heiss und trocken an, der Kopf war im hohen Grade eingenommen und schmerzhaft, und wenn auch keine Delirien vorhanden und der Patient sich seiner vollkommen bewusst war, so tauchten doch, so wie er die Augen zu schliessen versuchte, allerhand wirre Traumgebilde vor ihm auf. Dabei war der Athem kurz und schnell, bei tiefer Inspiration von etwas Husten begleitet und durch ein Gefühl der Oppression, das sich namentlich an der linken Seite am stärkesten äusserte, nicht wenig beeinträchtigt. Der Urin war sparsam, der Leib seit 24 Stunden verstopft. — Wiewohl aus den hier aufgeführten Erscheinungen sich nicht sofort eine feste Diagnose entnehmen liess, namentlich nicht die Bedeutung, welche bei weiterer Entwickelung die Erscheinungen am Kopfe und in der Brust gewinnen konnten, nach ihrem ganzen Umfange zu ermessen war, so stand doch so viel fest, dass hier eine bedeutende, wichtige Centralorgane bedrohende Aufregung im Gefässystem vorhanden, der schnell die gebührenden Schranken gesetzt werden mussten. Ich verordnete daher sofortige nasse Einschlagungen und zwar in der Art, dass der Patient die ersten beiden Laken alle 20 Minuten bekommen, in dem dritten aber etwa 3/4 Stunden verharren und dann mit einem feuchten Tuche abgerieben werden sollte. Bei einer näheren Würdigung, welche Berücksichtigung den örtlichen Beschwerden am Kopfe und in der Brust zuzuwenden sei, entschied ich mich, vorzugsweise auf die letzteren meine Aufmerksamkeit zu richten, da die Kopfsymptome füglicher aus dem allgemeinen Fieberzustande zu erklären waren, und verordnete demgemäss einen, alle Stunde zu wechselnden nassen Umschlag auf die schmerzhafte Stelle zu appliciren. Für den offenen Leib wurde durch ein Lavement von kaltem Wasser gesorgt. Bei meinem Besuche am 26. Februar erfuhr ich, dass nach pünktlicher Befolgung der so eben mitgetheilten Vorschriften die Nacht erträglich gewesen; die brennende Hitze der Haut hatte sich gemindert, der Patient hatte, wenn auch fast ganz ohne Schlaf, doch ruhiger liegen können, der Athem war freier geworden, jedoch noch immer mit Oppressionsgefühl und etwas Husten bei tiefer Inspiration verbunden; der Puls ergab 80 Schläge. Ich verordnete nun zwei nasse Einschlagungen, in deren ersterer der Patient 20 Minuten, in deren zweiter er 3/4 Stunden verharrte und dann kalt abgerieben wurde; mit den Umschlägen auf der Brust wurde fortgefahren, die Diät des Kranken in entsprechender Weise geregelt und für Leibesöffnung durch Klystire gesorgt. Am Abend desselben Tages fand ich die Brustbeschwerden wesentlich gemindert, da indessen, wie dies um diese Zeit gewöhnlich, das Fieber und die Hitze wieder etwas gesteigert waren, so liess ich das Verfahren vom Morgen ganz in derselben Weise wiederholen. Die Nacht verlief hierauf sehr ruhig, es trat, wenn auch mit Unterbrechungen, Schlaf ein, und der Zustand des Patienten war am nächsten Morgen so befriedigend, dass die Umschläge von der Brust ganz entfernt werden konnten, und die Anwendung nur eines nassen Lakens hinreichend erschien, um die weicher gewordene, etwas duftende Haut zu einer weitern Bethätigung anzuregen. Nachdem in dieser Weise noch einige Tage hindurch fortgefahren war, und die täglich gegen Morgen sich einstellenden Schweisse eine glückliche Lösung der Krankheit bekundet hatten, konnte der Patient als vollständig geheilt am 3. März aus der Kur entlassen werden.

Ich bin weit davon entfernt, den hier vorgetragenen Krankheitsfall etwa für einen besonders gefährlichen hinzustellen, oder zu behaupten, dass derselbe nicht auch durch eine anderweitige ärztliche Behandlung hätte beseitigt werden können; ich habe ihn nur mitgetheilt, um an einem concreten Falle das oben allgemein angedeutete Verfahren zu veranschaulichen, und zu zeigen, wie entschieden günstig die hydropathische Behandlung in derartigen Krankheiten zu wirken pflegt. Denn hierauf scheint es mir zunächst anzukommen, und es dürfte sich für jetzt weniger darum handeln, dem hülfsbedürftigen Publikum die

Superiorität des wasserärztlichen Verfahrens vor dem bisher üblichen nachzuweisen, als vielmehr darum, ihm die Ueberzeugung zu verschaffen, dass das Wasser an sicherer und verhältnissmässig schneller Wirkung den Arzneimitteln wahrlich nicht nachsteht. Ist erst durch Häufung wiederholt glücklich erzielter Resultate diese Ueberzeugung bei den Kranken eine lebendige und gesicherte geworden, dann erscheint mir der Triumph der Wasserkur, gegenüber ihrer Nebenbuhlerin, gar keinem Zweifel zu unterliegen, da kein Mensch bei der Wahl, ob er durch verschiedenartige, so häufig eine schädliche Nebenwirkung entwickelnde Medicamente oder durch einfaches kaltes Wasser, diesen wesentlichsten Bestandtheil unserer Diät auch in gesunden Tagen, geheilt werden will, sich für die ersteren entscheiden möchte. Auch ist dabei keineswegs zu übersehen, dass ich bei meiner Annahme, es hätte jener Fall auch bei anderweitiger ärztlicher Behandlung eben so gut und ohne besonders üble Nachwirkung für den Kranken geheilt werden können, von der Voraussetzung ausgehe, es wäre jene Behandlung eine milde, besonnene, sich nicht überstürzende gewesen — einer Voraussetzung, die eben nicht immer gerechtfertigt sein dürfte. Denn wie nahe lag nicht hier bei dem heftigen Fieber, dem sehr eingenommenen Kopfe, der starken mit Husten beim Einathmen verbundenen Oppression, die Indication zu einem, auch wohl, ich erinnere hier an das oben über die Wirkung der Blutentziehung Gesagte, wiederholten Aderlasse, und wie leicht hätte nicht dieser der ganzen Krankheit einen anderen Karakter aufdrücken, oder doch die Rekonvalescenz weit hinaus über das natürliche Maass schleppen können? Es sind dies Fragen, welche bei Würdigung des Werthes unseres Heilverfahrens nicht müssig sind, sondern die sorgfältigste Beachtung verdienen.

2. Fall. Rheumatisches Fieber. Herr B. in Magdeburg, 40 Jahr alt, von schwächlicher Constitution, wurde in Folge einer Erkältung, die er sich wahrscheinlich beim Auspacken von Waaren in einem zugigen Hausflure zugezogen, am 3. Oktober 1847 von einem ziemlich heftigen Frost befallen, dem bald starke Hitze folgte. Bei meinem Besuche an dem nämlichen Tage fand ich den Kranken heftig fiebernd, mit einem Pulse von 95—100 Schlägen, die Haut war zwar heiss, doch mehr feucht als trocken anzufühlen, der Kopf eingenommen, die Zunge weisslich belegt, das Gesicht roth und etwas aufgedunsen. Gleichzeitig klagte der Patient über heftige, ziehende und reissende Schmerzen in der rechten Hand und dem rechten Fusse, so dass er den genannten Theilen fortwährend eine andere Lage zu geben versuchte, um sich dadurch einige Erleichterung zu verschaffen. Ich konnte wohl kaum darüber im Zweifel sein, dass ich es hier mit einem rheumatischen Fieber zu thun hatte, welches sich Patient bei der eben erwähnten Veranlassung zugezogen, und das ausserdem in der gerade herrschenden, derartige Affectionen begünstigenden Krankheitsconstitution seine weitere Erklärung fand. Bei der Feststellung des Heilplans, welcher Mässigung des Fiebers und demnächstige Wiederherstellung der gestörten Hautthätigkeit zum Ziel haben musste, hatte ich vor Allem die Individualität des Patienten und eben jene Krankheitsconstitution scharf in's Auge zu fassen, da zu befürchten stand, dass durch beide die Krankheit leicht in die nervöse Fieberform hinübergespielt werden konnte. Ich zog es demnach vor, das Wasser hier im Anfange in seiner mehr flüchtigen, etwas anregenden Gebrauchsweise anzuwenden, und empfahl demgemäss Abreibungen, welche alle 4 Stunden wiederholt werden sollten.

4. October. Der Kranke hatte die Nacht unter ziemlich lebhaften Schmerzen und fast schlaflos zugebracht, auch war jener wässrige, säuerlich riechende Schweiss eingetreten, welcher den rheumatischen Fiebern eigenthümlich, bloss symptomatisch und ohne alle kritische Bedeutung ist. Der Puls ergab beim Befühlen 90 Schläge, die Zunge war noch etwas stärker belegt, der Leib verstopft, der Harn blass, die Sehmerzen hatten sich am Arm gemindert, dagegen am Fuss mehr verstärkt, und schienen sich am Knöchel, der etwas angeschwollen war, concentriren zu wollen. Ich verordnete nun, dass der Kranke, da die Haut sehr feucht war, zunächst abgerieben, und dann in dasselbe Tuch, mit dem dies geschehen, eingeschlagen werden, und darin eine Stunde verharren, dann ausgewickelt und wieder kalt abgerieben werden sollte. Gleichzeitig wurden erregende Umschläge um den Knöchel, welche, je nachdem sie warm geworden, zu erneuern waren, und für den übrigen Theil des Tages eine Abreibung am Mittag, gegen Abend und je nach Bedürfniss auch für die Nacht angeordnet. Für Leibesöffnung wurde durch Klystire gesorgt, jedoch dadurch nur eine sehr geringe Ausleerung erzielt. — In den nächsten 8 Tagen blieb, da der Krankheitszustand keine wesentliche Veränderung zeigte, die Behandlung mit unerheblichen Modificationen dieselbe, wie sie hier geschildert worden, und

erst vom 13. ab stellte sich unter Abnahme von Fieber und Verminderung der abmattenden Schweisse eine sichtbare Besserung ein, indem die Schmerzen am Knöchel, an welchem ein rother, pustulöser Ausschlag sich gebildet hatte, in hohem Grade nachliessen, die Zunge sich reinigte, Appetit und Schlaf sich wieder einzustellen begannen, und auch der Harn etwas Bodensatz zeigte. Zur Begünstigung der nunmehr begonnenen kritischen Entscheidung, welche sich auch durch den sich über den immer reichlicheren Bodensatz klärenden Urin bekundete, liess ich von nun an den Kranken mehrere Tage hindurch 2 Mal des Tages, jedesmal etwa $^3/_4$ Stunden lang, nass einwickeln und beschränkte die Abreibung auf die beiden, welche der jedesmaligen Auswickelung folgen mussten. Die Reconvalescenz ging nun ungestört vor sich, und am 23. konnte Patient, nachdem er bereits am 18. das Bett verlassen hatte, aus der Kur entlassen werden.

Auch dieser Fall gehört nicht unter die hervorragend bedeutenden, ist jedoch immer geeignet genug, um die Wirksamkeit des Wassers in ähnlichen Fieberformen zu veranschaulichen. Wie schwer es auch ist, aus dem blossen Erfolge die Richtigkeit eines Heilplans mit überzeugender Klarkeit darzuthun, da es dazu — gewiss ein nie zu erfüllendes Desiderat — eines in allen Stücken gleichen, auf entgegengesetzte Weise aber behandelten Falles bedürfte, so glaube ich doch im Rechte gewesen zu sein, als ich es vorzog, das Fieber in dem vorliegenden Falle durch wiederholte kalte Einschlagungen nicht gleich im Anfange so entschieden niederzuhalten, wie dies im vorigen geschehen war, da Individualität des Kranken wie

Witterungsconstitution hier eine Vorsicht geboten, welche dort nicht erforderlich schien. Dass ich nicht gleich die leidenden Theile örtlich mit Umschlägen bedecken liess, hatte darin seinen Grund, weil die Schmerzen mir über einen zu grossen Raum verbreitet schienen, und ich deshalb mehr eine Concentration derselben auf einen beschränkteren Raum abwarten wollte, um sie dort fixiren und neben der allgemeinen auch eine lokale Entscheidung hervorrufen zu können.

3. Fall. Gastrisches Fieber. Das Kind des Herrn L., ein 3jähriger Knabe, erkrankte am 6. Februar 1850 unter folgenden Erscheinungen. Nachdem das Kind einige Tage vorher etwas blass ausgesehen, verminderte Esslust und eine auffallende Trägheit in seinen Bewegungen gezeigt, auch mehrere dünne Stühle gehabt hatte, ward es am genannten Tage gegen Abend von einer brennenden Hitze und grosser Unruhe befallen, wobei es auf Befragen über Schmerzen im Kopfe und zuweilen auch über ähnliche Empfindungen im Leibe klagte. Bei meinem Besuche am nächsten Morgen fand ich das Gesicht des Knaben roth und aufgedunsen, die Zunge weissgelblich belegt, den Athem krankhaft riechend, den Unterleib voll und gespannt, auch in der Magengegend gegen den Druck etwas empfindlich; der Puls hatte gegen 90 Schläge, die Respiration war beschleunigt, die Haut trocken und heiss anzufühlen. Das Kind trank viel, wies aber jede Nahrung auf's Entschiedenste zurück. In der Nacht hatte der Knabe mehrmal nach dem Stuhl verlangt, dabei aber jedesmal nur eine geringe, aus einer braun gefärbten Flüssigkeit bestehende Entleerung gehabt. — Die eben genannten

Erscheinungen ergaben wohl unzweifelhaft, dass man es hier mit jener Fieberform zu thun hatte, welche, von materiellen Störungen in den ersten Wegen, d. h. dem Magen und Darmkanale ausgehend, gewöhnlich mit dem Namen gastrisches Fieber belegt wird; die Heilanzeigen waren demnach auch hier keine anderen, als das auf die Reinigung des Blutes von den in dasselbe gedrungenen schädlichen Stoffen hinzielende Fieber so zu leiten, dass dieser Zweck möglichst sicher erreicht werde, und ausserdem den örtlichen Erscheinungen die ihnen gebührende Rücksicht zuzuwenden. Ich verordnete demgemäss eine zweimalige nasse Einschlagung, die erste von 20 Minuten, die zweite von $^3/_4$ Stunden mit darauf folgender kalter Abreibung, ordnete das Umlegen eines nassen, alle zwei Stunden zu wechselnden Umschlages um den Leib an, und empfahl der im Laufe des Tages etwa wieder eintretenden Fieberhitze sofort mit einer kalten Abreibung zu begegnen. Ausserdem wurde, neben reichlichem Wassergenuss, die Application von kalten Klystiren, welche alle 4 Stunden wiederholt werden sollten, zur Milderung des Stuhlzwanges vorgeschrieben. Am Abend fand ich den Knaben lebhaft fiebernd, die Haut sehr heiss, der Kopf war zwar eingenommen, doch war volles Bewusstsein vorhanden, das Kind verstand die an dasselbe gestellten Fragen, zeigte auf Erfordern die Zunge u. dergl. Auch war im Laufe des Tages einigemal Würgen und Erbrechen einer geringen zähen, schleimigen Masse eingetreten, die durch den Stuhl erfolgten Ausleerungen zeigten die oben bezeichnete Beschaffenheit. Zur Minderung der Fieberhitze wurde der Kranke kalt abgerieben, dasselbe für die

Nacht bei wieder aufflammender Hitze vorgeschrieben, und mit den Umschlägen fortzufahren. Die Nacht verlief sehr unruhig, das Kind musste noch 2 Mal abgerieben werden, dagegen zeigte das Fieber am Morgen des 8ten, wie dies um diese Tageszeit bei allen gastrischen Zuständen der Fall, eine kleine Ermässigung, indem der Puls weniger frequent und die Hitze nicht so fühlbar war, während alle übrigen Krankheitserscheinungen unvermindert fortdauerten. Ich ordnete eine nasse Einschlagung an, in welcher das Kind etwa $^3/_4$ Stunden meist schlafend verharrte, und dann kalt abgerieben wurde, die übrigen Vorschriften blieben dieselben wie am vorigen Tage. Auch die nächste Nacht verlief sehr unruhig uud machte mehrere kalte Abreibungen nöthig, wogegen am Morgen des 9ten derselbe Nachlass sich bemerklich machte. Obwohl die Kur consequent in der eben bezeichneten Weise in den nächsten Tagen fortgesetzt wurde, so zeigten sich doch erst am 16ten die ersten Spuren der eingetretenen Besserung dadurch, dass die Zunge anfing sich allmälig zu reinigen, die Fieber-Exacerbation am Abend geringer wurde, das Kind zwar blass, aber nicht mehr so gedunsen und graugelblich um die Nasenflügel aussah, auch ab und zu etwas Milch zu sich nahm. Von da an gewannen auch die Stuhlentleerungen mehr an Consistenz, und als am 20sten noch um den rechten Mundwinkel ein aus kleinen Bläschen bestehender Ausschlag hervorgekommen war, änderten sich alle Krankheitserscheinungen so wesentlich, dass man das Kind als in die Rekonvalescenz eingetreten betrachten konnte. Unter Anordnung einer entsprechenden Diät und dem täglich Morgens wiederholten

Dünsten im nassen Leintuche hatte dann die Genesung ihren ungestörten Fortgang, und so konnte das Kind noch vor Ausgang des Monats als vollkommen geheilt aus der Kur entlassen werden.

Der hier mitgetheilte Fall, an und für sich nicht ohne Bedeutung, gewinnt durch das noch so zarte Alter des Kranken selbst ein erhöhtes Interesse und erscheint ganz geeignet, daran einige allgemeine Betrachtungen über die Anwendung der Wasserkur bei Krankheiten des kindlichen Alters zu knüpfen. Als Thatsache und als Ergebniss eigener vieljährigen Erfahrung, sei hier zunächst bemerkt, dass gerade bei Krankheiten der Kinder die Anwendung des Wassers in seinen verschiedenen Formen sich in zahllosen Fällen mit einer Sicherheit des Erfolges bewährt hat, welche die Wirksamkeit aller andern hier zur Anwendung kommenden Heilmittel weit hinter sich lässt. Dies hat die Praxis am Krankenbette auf unwiderlegbare Weise gelehrt, und wird es jedem Arzte lehren, der mit Sachkunde und praktischem Takte von dem genannten Mittel bei Kinderkrankheiten Gebrauch macht, allein auch die Theorie tritt hier ergänzend hinzu, und giebt uns den erklärenden Schlüssel für diese Erscheinung. Fasst man nämlich die Individualität des kindlichen Organismus scharf in's Auge, so findet man, dass in den ersten Perioden nach der Geburt Verdauung und Blutbereitung, d. h. die Vegetation, den höchsten Zweck des Lebens abgiebt, dass dieselbe aber häufig über ihr eigentliches Ziel hinausgeht, und daher die meisten Kinderkrankheiten das Gepräge einer vorwaltenden plastischen Thätigkeit an sich tragen. Die Natur tritt hier oft vermittelnd ein, und bedient sich namentlich der Haut, um die Produkte einer solchen zu starken Vegetation aus dem Körper zu schaffen, wie dies aus den zahlreichen Hautausschlägen, welche dem kindlichen Alter eigenthümlich sind, und wodurch so oft jenen gefährlichem Ausschwitzungen und Ergiessungen in inneren Organen auf die sicherste Weise vorgebeugt wird, unzweifelhaft hervorgeht. Eine Ableitung nach der Haut und eine dadurch bewirkte grössere Thätigkeit in derselben wird daher hier mehr als irgendwo an ihrem Platze sein, wozu noch der sehr wichtige Umstand kommt, dass bei einem derartigen Verfahren das bei Kindern so reizbare Verdauungssystem, Magen und Darmkanal, ganz unberührt bleibt, dafür aber ein Organ zum Träger der Kur gemacht wird, welches vermöge seiner regen Wechselwirkung mit allen übrigen Systemen des Körpers die in diesem entstandenen Störungen am sichersten auszugleichen im Stande ist. — Eine weitere Eigenthümlichkeit des kindlichen Alters, mit der eben erwähnten lebhaften Bildungsthätigkeit auf's innigste zusammenhängend, ist die in diesem Lebensabschnitte noch so rege Naturheilkraft und Neigung zu kritischen Naturbemühungen, so dass es hier oft nur darauf ankommt, Alles, was diesen Heilbestrebungen hindernd in den Weg tritt, zu entfernen, und dieselben den Kräften des Patienten gemäss zu leiten. Dass hierzu stark eingreifende Arzneimittel nicht passen, ist bekannt; leicht äussern sie bei der hohen Beweglichkeit und Empfänglichkeit des kindlichen Organismus, statt der beabsichtigten heilenden, eine zerstörende Wirkung. Viel angemessener erscheint dagegen, bei so bewandten Umständen, die innere wie äussere Anwendung einer so indifferenten, der Kälte als Träger dienenden Flüssigkeit, wie sie das Wasser ist; es greift diese nicht eigentlich heilend ein, sondern appellirt mehr in der oben näher angedeuteten Art an den Gesammt-Organismus, seine ihm innewohnende Wiederherstellungskraft frei zu entfalten, es ihm in letzter Instanz überlassend, ob er durch Schweiss, Ausschlag oder Darmausleerung die Heilung bewirken will. Endlich ist noch zu erwägen, dass eine grosse Klasse von Krankheitsursachen bei Kindern aus den Entwickelungsvorgängen des Organismus selbst resultirt. In keinem Alter gehen so häufig umfassende, tief eingreifende organische Entwickelungen, — ich erinnere nur an das Zahnen, die Ausbildung der Sinnen- und Gehirnthätigkeit, — vor sich, als in den ersten Jahren der Kindheit. Damit nun aber diese Entwickelungsvorgänge von Statten gehen können, muss nothwendig das bildende Leben in den bis dahin gleichsam ruhenden und unthätigen Organen unter vermehrter materieller und dynamischer Ausbildung und Steigerung erwachen. Vermehrte plastische Wirksamkeit, verstärkte Gefässthätigkeit, reichlichere Zuführung von Säften etc. sind daher nothwendige Bedingungen bei jedem Entwickelungsgeschäfte. Daher aber aueh fieberhafte Bewegungen, Blutwallungen, Röthe, Hitze etc. Bei allen diesen Vorgängen nun, die, obschon sie leicht einen krankhaften Karakter annehmen können, doch immer nur als naturgemäss angesehen werden müssen, (woher auch die Schwierigkeit der Behandlung, da sie nur zu mässigen, nicht zu unterdrücken sind) ist es weniger die zu grosse Menge Blutes, als das ungestüme Andrängen desselben nach einzelnen Theilen, welches zu den krankhaften Erscheinungen, die als Gefässreizung oder Krampf auftreten, Veranlassung giebt. Nicht also Minderung der Blutmasse, wodurch leicht der Organismus zur Durchführung des Entwickelungsvorganges unfähig gemacht werden könnte, sondern Ableitung von einzelnen bedrohten Theilen und Wiederherstellung der centrifugalen Richtung in dem Blutumlaufe ist hier Heilobjekt, und gerade die Beseitigung solcher entzündlichen Aufregungen, in denen nicht die Masse, sondern das gestörte Gleichgewicht zu bekämpfen, ist ein Glanzpunkt der Wasserheilmethode. — Von dieser kurzen Abschweifung wende ich mich nun noch einmal zu dem vorher mitgetheilten Krankheitsfalle, und glaube nicht mit Unrecht hervorheben zu müssen, dass der glückliche Ausgang desselben sehr in Frage gestellt worden wäre, wenn bei allopathischer Behandlung das Kind ein Brechmittel, dessen Anwendung allerdings hier sehr nahe zu liegen schien, bekommen hätte. Dass die Voraussetzung einer solchen Verordnung keine ganz unbegründete und ungerechtfertigte, dürfte wohl von Denen begriffen werden, welche es wissen, wie oft in Fiebern, wo gastrische Unreinigkeiten mit im Spiele, Brechmittel angewendet werden, und wenn es noch nöthig wäre, ärztliche Autoritäten für die Häufigkeit dieses Gebrauchs zu citiren, so darf ich nur an eine gewiss unbezweifelte, an *Hufeland*, erinnern, der in seinen Schriften über Kinderkrankheiten geradezu sagt, dass Brechmittel im Anfange eines jeden Fiebers passen, wenn sich, wie fast allemal, verlorene Esslust oder öfteres Aufstossen, Würgen, auch wohl wirkliches Erbrechen dabei äussert. Mein verewigter Lehrer mag es mir verzeihen, wenn ich diesen Rath als einen gefährlichen bezeichne, und in ihm den Grund für zahllose unglückliche Ausgänge bei fieberhaften Leiden der Kinder finde, was Jeder leicht einsehen wird, wenn er sich die Vorgänge beim Brechakte vergegenwärtigt. Während des Brechens nämlich ist der Athem immer mehr oder weniger gehemmt, der Umlauf des Blutes in den Lungen stockt, die rechte Herzhälfte überfüllt sich mit Blut, die Hohladern können nicht mehr frei ihr Blut in dasselbe ergiessen. Besonders stark aber tritt diese Hinderung des freien Blutabflusses in der absteigenden Hohlader, derjenigen nämlich, welche das Blut vom Kopfe zum Herzen zurückführt, hervor, so dass man beim Erbrechen immer das Gesicht sich röthen und bläulich werden und die Drosselader stark aufschwellen sieht, während bei der aufsteigenden Hohlader, derjenigen nämlich, welche das gesammte Blut des übrigen Körpers dem Herzen wieder zuführt, wahrscheinlich dasselbe stattfindet, nur dass man es nicht so deutlich wahrnehmen kann. Bei allen hitzigen Krankheiten ist daher die Vorsicht mit Brechmitteln mehr als gerechtfertigt, und ihrem unzeitigen Gebrauche sind gewiss die häufigen Gehirnleiden, die so oft den Tod herbeiführen, zuzuschreiben. Möglich ist es, was ich nicht leugnen will, dass mit der Auswerfung der im Magen befindlichen angesammelten Stoffe zuweilen dem durch sie im Körper erregten Fiebersturm auf einmal ein Ende gemacht werden kann, indessen es bleibt diese Procedur doch immer aus den angeführten Gründen eine sehr zweideutige, und die Wasserkur thut wohl daran, die Entfernung jener Stoffe lieber auf dem allerdings etwas langsamern Wege der kritischen Lösung zu Stande kommen zu lassen. Das schnelle Kuriren hat nur dann einen Werth, wenn es nicht auf Kosten der erforderlichen Sicherheit geschieht; wo dies nicht der Fall, da wird es zu einem gefährlichen Experimentiren, das bei der Wichtigkeit des hier vorliegenden Objects durchaus unstatthaft ist. Man hat es auch versucht, dem medicinischen Brechmittel das in kurzen Zwischenräumen zu halben Gläsern getrunkene Wasser als ein solches zu substituiren, indessen scheint mir, ganz abgesehen davon, dass es den Principien der Wasserkur widerspricht, gewaltsam Ausleerungen zu erzwingen, damit gar nichts gewonuen, denn nicht die Qualität des Mittels, sondern der Vorgang bei seiner Wirkung ist das eigentlich Schädliche, und der ist hier wie bei der Arznei wohl ein und derselbe. Ich habe mich deshalb auch niemals dieser Art, Erbrechen zu erregen, bei Fiebern bedient.

4. *Fall. Gastrisch-nervöses Fieber.* Fräulein W., 20 Jahre alt, von starkem Körperbau, erkrankte in der Mitte des Novembers 1849, auf einem Gute bei Neustadt, wo sie sich als Hauslehrerin aufhielt, wahrscheinlich in Folge von Gemüthsbewegung, an allerhand gastrischen Erscheinungen, wogegen ihr der dortige Arzt ein Brechmittel verordnete. Dies hatte aber nicht den gewünschten Erfolg, vielmehr steigerte sich die Krankheit danach durch den Hinzutritt eines nicht unbedeutenden Fiebers, so dass der Bruder, ein Mitglied unseres Vereins, sich entschloss, die Patientin, jetzt wo ein Transport noch möglich, auf der Eisenbahn hierherbringen zu lassen und meiner ärztlichen Obhut anzuvertrauen. Die Kranke traf unter Be-

gleitung ihrer Mutter am 17. November gegen Abend hier ein und ich sah sie bald nach ihrer Ankunft. Die Erscheinungen, welche sich mir bei der Untersuchung darboten, waren folgende: Grosse Hitze der Haut und zwar von jener beissenden Beschaffenheit *(calor mordax)*, die auch auf die Hand des Befühlenden einen unangenehmen Eindruck macht, sehr starker Kopfschmerz, Gefühl von grosser Schwäche, kleiner, frequenter Puls, Druck in der Magengegend, klebriger Geschmack im Munde, trockene, ziemlich harte, weissgelblich belegte Zunge, wiederholte Ausleerungen von flüssigen, dünnen, übelriechenden Stühlen. Diese hier aufgeführten Symptome bekundeten nur zu deutlich, dass hier jener Zustand vorlag, welcher, aus einer Mischung von gastrischen und nervösen Zufällen zusammengesetzt, gemeinhin mit dem Namen eines gastrisch-nervösen Fiebers bezeichnet wird. Bei der vorgerückten Abendzeit beschränkte ich mich auf die Anordnung einer Abreibung, eines Umschlags um den Leib und des reichlichen Trinkens von Wasser, empfahl auch gleich am nächsten Morgen für eine Badewanne zu sorgen, da voraussichtlich sich die Nothwendigkeit der Bäder hier wohl geltend machen würde. Bei meinem Besuche am folgenden Tage fand ich den Krankheitszustand in einem nicht unbedenklichen Grade gesteigert, es hatten sich während der Nacht Delirien eingestellt, und auch jetzt noch war eine gewisse Schwerbesinnlichkeit nicht zu verkennen; so dass die Kranke die ihr vorgelegten Fragen nur schwer verstand, und sie nur theilweise mit zitternder Zunge beantwortete. Ich verordnete jetzt eine nasse Einschlagung, in welcher die Kranke 3/4 Stunden lang verharren, und dann in einem Halbbade von 16⁰ R. 5 Minuten lang von der Mutter und der angestellten Krankenwärterin gerieben werden sollte; während der Einschlagung wurde der Kopf mit, alle 3 Minuten frisch gewechselten kalten Umschlägen bedeckt, und ausserdem mit den Leibumschlägen fortgefahren. Am Abend fand ich die Kranke in fast unverändertem Zustande; sie hatte ab und zu wieder irre gesprochen, mehrere dünne Ausleerungen gehabt, der Puls bot dieselbe Beschaffenheit dar. Abreibung, Umschläge auf den Kopf auf die Dauer von 2 Stunden, fleissige Wechselung der Leibumschläge.

19. November. Zustand unverändert, die Zunge hart wie Leder, braun und rissig, Leib aufgetrieben und etwas empfindlich gegen den Druck, Puls 100, ab und zu Irrereden. Verordnung wie gestern, eben so am Abend.

Bis zum 28. dauerte der eben geschilderte Zustand mit kleinen Schwankungen, welche bald eine Tendenz zum Bessern, bald aber das Gegentheil anzukündigen schienen, fort, und auch die Behandlung blieb im Ganzen dieselbe; am gedachten Tage aber stellten sich plötzlich wiederholte Abgänge von geronnenem Blute aus dem After ein, in welchen ich Anfangs eine sehr bedenkliche Wendung der Krankheit erkennen zu müssen glaubte. Da indessen der Zustand sich darnach nicht verschlimmerte, Schwäche und Fieber nicht zunahmen, so berücksichtigte ich diesen Zufall nur in so fern, dass ich kalte Klystire, mehrmals des Tages wiederholt, anordnete, um theils einer zu profusen Blutung vorzubeugen, theils auch das etwa zurückgebliebene Blutgerinnsel durch das Wasser herauszuspülen. Bis zum 2. December zeigte sich keine erhebliche Veränderung in dem Zustande der Kranken; am Morgen des genannten Tages, namentlich aber am Abende glaubte ich in dem etwas langsamer gewordenen Pulse, der mehr weichen Haut, der grösseren Feuchtigkeit der Zunge und dem freieren, bewussteren Aussehen der Kranken auf eine beginnende günstige Wendung der Krankheit schliessen zu dürfen, und diese Hoffnung täuschte mich nicht. Denn nicht nur, dass die Nacht viel ruhiger als die vorhergehende und nicht ganz ohne Schlaf verlief, es stellte sich auch gegen Morgen ein ziemlich reichlicher Schweiss ein, und ich fand die Patientin bei meinem Besuche am Vormittage freundlich auf meine Fragen antwortend und in einem sehr erleichterten Zustande. Bei fortgesetztem Baden und Dünsten im nassen Leintuche und einer dem Schwächezustande entsprechenden Dät schritt die Besserung unter reichlichen Schweissen in erfreulicher Weise immer mehr vor, und wenn auch die Reconvalescenz sich etwas länger hinzog, auch die Haare späterhin zum grossen Theile ausgingen, so war doch die Patientin zum Weihnachtsfeste als vollkommen hergestellt zu betrachten.

Es darf wohl nicht erst besonders hervorgehoben werden, dass der hier eben mitgetheilte Fall zu den bedeutenderen seiner Art gehört hat, und wer die Gefahr solcher Zustände kennt, wird mit mir in demselben gewiss einen neuen Beleg für die Wirksamkeit der Wasserkur in derartigen Fieberformen anerkennen. Wie weit das dargereichte Brechmittel dazu beigetragen, die im Anfange vorhandenen gastrischen Beschwerden zu dem gefährlichen Processe eines gastrisch-nervösen Fiebers hinaufzuschrauben, will ich dahin gestellt sein lassen, glaube aber wiederholt darauf aufmerksam machen zu müssen, dass Brechmittel uuter solchen Umständen stets grossen Bedenken unterliegen, und in der Mehrzahl der Fälle nur dazu dienen, den durch die äussere Schädlichkeit gegebenen Funken zu einer hellen verzehrenden Flamme anzufachen.

5. *Fall. Typhöses Fieber.* Am 1. März d. J. fragte der an einer hiesigen grossen Krankenanstalt fungirende Dr. N. bei mir an, ob sein Vetter, der hier das Baufach studirende 24jährige N., welcher in seiner Wohnung seit einigen Tagen an einem, alle Zeichen eines beginnenden Typhus an sich tragenden Fieber erkrankt sei, in unsere Anstalt aufgenommen werden könnte, da er den Kranken am liebsten einer wasserärztlichen Behandlung unterworfen zu sehen wünschte. Auf meine bejahende Antwort wurde der Kranke noch an demselben Tage hierher geschafft, und bot bei seiner Ankunft folgende Erscheinuugen dar: Zunächst fiel die grosse Muskelschwäche in die Augen, indem der Patient, obwohl jung, ziemlich kräftig gebaut und doch erst seit wenigen Tagen krank, sich auch nicht einen Augenblick aufrecht zu erhalten vermochte, sondern sofort wieder nach hinten überfiel. Dabei erschien der Kranke sehr niedergeschlagen oder vielmehr apathisch, er liess Alles mit sich vornehmen, ohne eine besondere Theilnahme dafür zu bekunden; an ihn gerichtete Fragen beantwortete er entweder gar nicht, oder mit unverständlicher, zitternder Stimme. Das Gesicht sah leidend, eingefallen aus, die Zunge trokken, braun, mit weissen Streifen an den Seiten, die Respiration war schnell, der Puls klein, weich und leicht wegzudrücken, etwa 100 in der Minute, der Leib aufge-

trieben, doch nicht besonders empfindlich, Stuhlentleerung fehlte seit den letzten 12 Stunden. Unter diesen Umständen, welche ein tiefes Ergriffensein des Nervensystems unverkennbar bekundeten, entschloss ich mich, obwohl es bereits spät am Abend war, den Kranken in ein Halbbad von 16° R. bringen und ihn dort 8 Minuten lang von drei Wärtern reiben zu lassen, worauf er in sein Bett zurück gebracht, ihm ein nasser Umschlag auf den Leib gelegt und der bei ihm angestellte Wärter angewiesen wurde, denselben alle 2 Stunden zu wechseln, dem Kranken auch alle 5—10 Minuten einige Esslöffel Wasser zu reichen. Ein gegebenes Wasserklystir hatte keine Wirkung. — Am nächsten Morgen fand ich den Zustand wenig verändert; der Kranke hatte die Nacht sehr unruhig zugebracht, zuweilen unverständliches Zeug vor sich hingemurmelt, erkannte mich aber bei meinem Besuche am Morgen, und beantwortete, wenn auch mit unsicherer Stimme, meine an ihn gerichteten Fragen. Der Puls zeigte dieselbe Beschaffenheit und Zahl der Schläge, Zunge und Leib waren wie gestern, 25 Athemzüge in der Minute. Da die Haut mehr kühl, das Gesicht eingefallen war, so liess ich das Bad in der eben angedeuteteu Weise wiederholen, mit den Leibumschlägen fortfahren und alle 4 Stunden ein Klystir geben. Der Kranke fror sehr stark in und nach dem Bade, erwärmte sich indessen, gut zugedeckt, wieder nach Verlaufe von etwa 20 Minuten. Obwohl ich den Patienten alle 2 Stunden sah, so fand ich doch erst Abends zwischen 6 und 7 Uhr einen Grund, wieder thätig einzuschreiten. Um diese Zeit nämlich fand ich die Haut brennend heiss, den Puls härtlich und von

120 Schlägen, die Respiration sehr beschleunigt, 30 Athemzüge in der Minute, den Kranken sehr unbesinnlich und still vor sich hinmurmelnd. Ich ordnete daher zwei nasse Einschlagungen, eine von 20 Minuten, die andere von 3/4 Stunden Dauer an, liess den Kopf mit kalten Umschlägen bedecken, und den Kranken zuletzt nach erfolgter Auswickelung kalt abreiben. Darnach mässigte sich die Hitze der Haut, und auch die Frequenz des Pulses und des Athems minderte sich etwas, da aber der Kopf vorwaltend afficirt schien, so liess ich mit den kalten Umschlägen bis um Mitternacht fortfahren, sie dann aber entfernen.

3. März. Die Nacht war wie die vorige gewesen, und der Zustand im Ganzen derselbe. Da indessen die grössere Wärme der Haut und der etwas härtliche Puls eine grössere Reaction des Gefässsystems bekundeten, so ordnete ich die Kur in der Art an, dass der Kranke am Morgen einmal eingeschlagen und dann in der angedeuteten Art gebadet, am Abend zur Zeit der Fieberexacerbation aber zweimal eingewickelt, und dann kalt abgerieben werden sollte. Mit den Leibumschlägen wurde natürlich unausgesetzt fortgefahren, die kalten durch Eis verstärkten Umschläge auf den Kopf aber nur zeitweise und dann angewendet, wenn die grössere Hitze und das zunehmende Delirium einen besonderen Schutz des Gehirns nöthig machten. — Trotz dieses Verfahrens schien die Krankheit doch in den nächsten 8 Tagen noch immer im Zunehmen begriffen; die Zahl der Pulsschläge stieg zu Zeiten auf 135, die der Athemzüge einmal sogar auf 40; es stellte sich auch, eine gewöhnliche, aber auch sehr leicht ge-

fährliche Erscheinung im Typhus, eine leichte Reizung der Bronchialschleimhaut, welche sich durch Husten und, wenn der Kranke daran erinnert wurde, durch Ausspucken einer röthlich gefärbten Flüssigkeit bekundete. Dabei wechselte Irrereden mit Besinnlichkeit, bisweilen liess der Kranke Urin und das Wasser der Klystire unter sich, ohne es zu wissen, Stuhlgang aber erfolgte, trotz der wiederholten Einspritzungen, gar nicht. Der Leib war aufgetrieben und etwas empfindlich, und die Gefahr, in welcher der Kranke schwebte, ward durch das Erscheinen eines rothen schmerzhaften Flecks in der Gegend der Beckenwirbel nicht wenig gesteigert. Durch die Erfahrung indessen belehrt, dass trotz aller solcher gefahrdrohender Zeichen ein günstiger Ausgang doch noch möglich sei, wenn man nur mit Muth und Ausdauer bei der Anwendung des Wassers verharrt, setzte ich die Kur in der angegebenen Weise und nur mit kleinen, durch die Umstände gebotenen Modificationen ruhig fort, stand aber jetzt gänzlich von den bisherigen, ohne Erfolg gebliebenen Bemühungen, Stuhlentleerung hervorzurufen, ab, mich mit der Hoffnung tröstend, dass vielleicht der Organismus eine baldige Entscheidung durch die Haut beabsichtige, und deshalb der damit in einem gewissen Antagonismus stehenden Funktion des Darmkanals ein temporärer Stillstand geboten sei. Die Stellen, an denen der Patient sich durchgelegen, wurden mit kalten Umschlägen bedeckt. — In den Tagen zwischen dem 11. und 14. März glaubte ich aus der zwar nicht grossen, aber doch immer merklichen Minderung der Pulsschläge und Athemzüge, so wie aus dem Feuchterwerden der Zunge wieder Hoffnung schöpfen zu dürfen, und wirklich wurde ich am 15. Morgens mit der freudigen Nachricht überrascht, dass nach einen ziemlich unruhigen Nacht gegen Morgen ein reichlicher warmer Schweiss ausgebrochen war, in welchem ich den Patienten noch antraf. Da derselbe nun schon gegen 5 Stunden in diesem Schweisse gelegen hatte, überdies sehr roth im Gesicht und durch das Zudecken sehr belästigt schien, so liess ich ihn leicht in einem Bade von 16° abwaschen und dann wieder in's Bett zurückbringen. Von dieser Zeit ab gestaltete sich Alles zum Bessern; der schmutzige dicke Belag an Zunge und Lippen löste sich allmälig, der Kranke schlief ganze Stunden hinter einander, nahm wieder etwas Milch und Suppe zu sich, namentlich aber war es auffallend, wie von da ab, nachdem die Verstopfung 15 Tage angedauert hatte, die Stuhlentleerung auf das regelmässigste erfolgte und auch nicht einen Tag während der Reconvalescenz aussetzte. Noch muss ich bemerken, dass gleichzeitig auch in der Gegend des Nackens zwei grosse Furunkeln sich bildeten, welche eine Menge von abgestorbenem Zellgewebe entleerten, dann aber, wie auch die wunde Stelle am Kreuze, unter dem Einflusse der erwärmenden Umschläge nach und nach verheilen. Die Reconvalescenz dauerte bei täglichem einmaligen Dunsten mit abgeschreckter Wanne und einer entsprechenden Diät fast so lange als die Krankheit selbst, und erst im Anfange des April war der Kranke im Stande, zu Wagen die Anstalt zu verlassen. Bei einem späteren Besuche in seiner Wohnung traf ich ihn indessen vollkommen munter und wohl aussehend an.

An den so eben hier mitgetheilten Fall lassen sich

einige nicht uninteressante Bemerkungen anknüpfen. Zuvörderst ist es nicht ohne Bedeutung für die Anerkennung der Heilkraft der Wasserkur, dass ein Arzt seinen schwer erkrankten nahen Verwandten, für den er während der ganzen Krankheit die lebhafteste Theilnahme gezeigt, unserer Anstalt übergeben hat, dann aber konnte es für mich, den behandelnden Arzt, nur erwünscht sein, unter der fortgesetzten Kontrolle eines Fachgenossen die Kur des so gefährlich Erkrankten zu leiten, indem dadurch der wohl hin und wieder in ähnliehen Fällen geäusserte Zweifel, ob nicht zur Verherrlichung des neuen Heilverfahrens die Bedeutung der Krankheit übertrieben worden, am sichersten zu beseitigen war. Was nun den Fall selbst betrifft, so darf ich wohl nieht erst auf die hohe Gefahr, in welcher der Kranke geschwebt, ausdrücklich hindeuten, denn nicht gar zu häufig möchte sich ein aus so vielen gefahrdrohenden Erscheinungen zusammengesetztes Krankheitsbild dem Arzte darstellen. Trotz dieser, die schlimmsten Befürchtungen erweckenden Symptome ist der Patient genesen, und wenn auch gerade nicht mit mathematischer Schärfe bewiesen werden kann, dass nur das angewendete Kurverfahren und kein anderes im Stande gewesen, die Genesung zu vermitteln, so wird doch für jeden vorurtheilsfreien, sich nicht zu gehässigen Zweifeln gewaltsam aufstachelnden Beurtheiler aus der mitgetheilten Krankheitsgeschichte die Ueberzeugung resultiren müssen, dass selbst unter dem ärgsten Tumulte wild aufgeregter, auf Zerstörung des Körpers abzielender Lebenskräfte die Genesung durch die Anwendung des Wassers erfolgen kann, wenn man nur mit Ausdauer und Ruhe den einmal als richtig anerkannten Weg verfolgt, und nicht verlockende, aber sicher vom rechten Ziele immer mehr ablenkende Seitenpfade einschlägt. Bedenkt man, dass pünktlich am 21sten, d. h. dem Tage, welchen der durch sein grossartiges Talent der Beobachtungsgabe bis jetzt noch unübertroffene Hippocrates bei dem natürlichen, durch künstliche arzneiliche Behandlung nicht gestörten Verlaufe ähnlicher Fieber als eigentlichen Entscheidungstag beobachtet hat, die kritische Erscheinung aufgetreten, so muss man zugeben, dass bei der Behandlung des vorliegenden Falles wenigstens nichts gegen die Natur geschehen ist, was alle Kunstleistung, namentlich wie sie bisher beschaffen gewesen, sich gewiss zu grossem Ruhme anrechnen kann. Von praktischem Interesse ist auch die funfzehn Tage anhaltende Verstopfung; in ihrer Bedeutungslosigkeit für den endlichen Ausgang liegt gerade ihre Bedeutung, da der in allen Lehrbüchern aufgestellte Satz, es sei die Verstopfung niemals zu toleriren, weil sie einen günstigen Ausgang verhindere, hier schlagend widerlegt, und trotz derselben eine glückliche Entscheidung zu Stande gekommen ist. Wie eine künstliche Anregung der Darmfunction gewirkt haben würde, lässt sich freilich nur muthmassen; es stehen uns indessen analoge Fälle genug zu Gebote, um diese Vermuthung zu der Behaüptung, sie würde sicher schlecht und störend gewirkt haben, zu erheben, — Die Dauer der Krankheit und die sich in die Länge ziehende Reconvalescenz giebt einen Beweis für die Richtigkeit meiner früher aufgestellten Behauptung, dass die angeblich so rasche Beseitiguug schwerer Fieber durch das Wasser illusorisch und eine sich am Krankenbette nicht bestätigende Angabe unerfahrener Schriftsteller ist, was ich besonders hervorhebe, damit man nicht in einem gegebenen Falle in der Verzögerung der Heilung einen Beweis für die Unwirksamkeit des Wassers erblicken zu können vermeine, und sich dadurch bestimmen lasse, zu anderen Mitteln seine Zuflucht zu nehmen. Hier hat man einen der Fälle, wo unbegründete, scheinbar der Wasserkur zum Ruhme gereichende Behauptungen leichtfertiger Schriftsteller derselben gerade zum grössten Nachtheile gereichen, und anstatt den Arzt und Kranken zu Muth und Ausdauer zu stärken, dieselben den schlimmsten und gefährlichsten Zweifeln Preis geben.

Endlich noch ein Wort über die Uebergiessungen, die ich nicht gemacht habe. Es ist ein, auch in der Allopathie sehr übliches Verfahren, typhöse Kranke, wenn das Gehirn sehr eingenommen ist, täglich mit einigen, oft vielen Eimern Wasser übergiessen zu lassen, um so den Patienten aus seinem in sich versunkenen Zustande aufzuschrecken. Ich gestehe, dass dies Verfahren mir einiges Misstrauen einflösst und dass ich es namentlich mit den Principien, welche bei der Wasseranwendung leitend sind, nicht recht vereinbar finde. Bei der Wasserkur ist Ableitung von inneren gefährdeten Organen immer die erste und wichtigste Aufgabe, und diese wird nicht dadurch gelöst, dass man auf ein vielleicht mit Blut überladenes, edles Organ, wie es das Gehirn ist, einen so mächtigen, stürmischen Reiz anbringt, denn dieser hat nur vermehrten Zufluss zur Folge, *ubi irritatio, ibi affluxus*, sondern indem man entferntere, mit dem leidenden Theile in einer Art von Gegensatz stehende Parthieen in Thätigkeit versetzt, um dem Triebe des Blutes dorthin seine Richtung zu geben. Ich halte daher bei der Wasserbehandlung die Uebergiessungen in Fiebern für ein mindestens überflüssiges, oft aber sehr zweideutiges Mittel, und habe deshalb niemals davon Gebrauch gemacht.

6. Fall. Fräulein K., 30 Jahr alt, ward am 6ten Mai, nachdem einige Tage vorher Kopfschmerz und Schwere in den Gliedern vorausgegangen waren, plötzlich von einem heftigen Froste befallen, dem bald starke Hitze und endlich Schweiss folgten. Die Kranke, welche ein Jahr vorher über 6 Monate an einem kalten Fieber gelitten, und mit Chinin übersättigt worden war, befand sich in grosser Besorgniss, dass auch jetzt wieder das Fieber denselben schleppenden Verlauf nehmen würde, und wandte sich daher an mich, um mit der Wasserkur ihr Heil zu versuchen. Das Fieber artete sich als ein dreitägiges und war im Ganzen von wesentlichen Nebenerscheinungen nicht begleitet; es wurden deshalb die ersten vier Anfälle welche jedesmal um fast eine Stunde früher eintraten, ruhig abgewartet, und nichts dagegen verordnet, als eine kalte Abreibung nach dem Schweisse. Eine Stunde vor dem fünften Anfalle liess ich nun hier in der Anstalt das oben näher angegebene Verfahren anwenden, und dasselbe auch in den nächsten Tagen wiederholen. Der erwartete sechste Anfall markirte sich nur schwach durch Ziehen in den Gliedern und eine gewisse Eingenommenheit des Kopfes, indessen konnte die Kranke sich ausser dem Bette halten. Von da ab erschien kein Anfall wieder, und nachdem ich noch zur grösseren Sicherheit etwa 8 Tage hindurch an dem jedesmaligen (früheren) Fiebertage die Brause und Douche hatte anwenden lassen, konnte die Kranke als vollkommen genesen aus der Kur entlassen werden. Es ist kein Recidiv eingetreten, und die Dame, noch heute unter meiner Beobachtung, erfreut sich des besten Wohlseins.

Dieser Fall, bei dem ich zum ersten Male das angegebene Verfahren zur Anwendung brachte, war durch den schnellen und nachhaltigen Erfolg gewiss geeignet, mir das vollste Zutrauen zu eben jenem Verfahren einzuflössen, und ich hatte daher keinen lebhafteren Wunsch, als recht bald wieder eine Gelegenheit zu bekommen, um davon Gebrauch machen zu können. Dieselbe liess auch nicht lange auf sich warten.

7. Fall. Frau Prediger S. aus G., 34 Jahr alt, von nervöser Constitution, litt bereits gegen 6 Wochen an einem dreitägigen Wechselfieber, das der wiederholten Darreichung des Chinin nicht weichen wollte, und begab sich deshalb in die hiesige Wasserheilanstalt, um hier die Wasserkur gegen ihr Uebel zu gebrauchen. Sie langte am 24. Mai hier an, und begann die Kur am folgenden Tage. Da bei dieser Patientin das Wechselfieber in so fern einen von dem vorigen Falle verschiedenen Karakter an sich trug, dass das Fieber hier eine mehr abdominelle Grundlage zu haben schien, so glaubte ich mich nicht auf das obige mehr specifische Verfahren beschränken zu dürfen, sondern die Behandlung in etwas umfassenderer Weise anordnen zu müssen. Ich empfahl deshalb ein tägliches $^3/_4$ stündiges Dünsten im nassen Leintuche mit darauf folgendem abgeschreckten Bade, das Tragen eines Umschlages um den Leib und an jedem fieberfreien Tage den Gebrauch eines Sitzbades von 14° R. und 20 Minuten Dauer, und regulirte in entsprechender Weise die Diät. Nachdem dies Verfahren 3 Wochen hindurch fortgesetzt war, zeigte sich bezüglich des Fiebers zwar keine Veränderung, indem dasselbe regelmässig, nur mit etwas verändertem Typus, einen Tag um den andern eintrat, dagegen war aber in dem Allgemeinbefinden eine unverkennbere Besserung eingetreten, welche sich durch die bessere Gesichtsfarbe, den lebhafteren Appetit, die Zunahme der Kräfte und grössere Regelmässigkeit der Stuhlausleerungen kund gab. Unter diesen Umständen glaubte ich jetzt nun den Zeitpunkt gekommen, von der Douche und Brause in der vorher näher bezeichneten Weise Gebrauch machen zu können, was denn auch mit so günstigem Erfolge geschah, dass bereits nach 6maliger Anwendung unter immer schwächer werdenden Anfällen das Fieber ganz ausblieb, und die Kranke nach einem weitern 14tägigen Aufenthalte in der Anstalt, den ich Behufs einer fortgesetzten Beobachtung, ob sich nicht ein Recidiv zeigen würde, als nothwendig erachtet hatte, geheilt nach Hause zurückkehrte. Ein erst vor Kurzem mir zugekommenes Schreiben der Dame meldete mir ihr bis dahin durchaus ungetrübtes Wohlsein.

8. Fall. Das zweijährige Kind der Patientin, von welcher so eben die Rede war, ein schwächlicher Knabe mit ausgeprägter scrophulöser Anlage, war gleichzeitig mit der Mutter an einem dreitägigen Fieber erkrankt, und da auch bei ihm die arzneiliche Behandlung sich bis dahin unwirksam erwiesen hatte, so hatte die Mutter den Knaben mit hierher gebracht, um ihn gleichfalls die Kur brauchen zu lassen. Ich begann dieselbe mit Abreibungen, welche einige Tage hindurch täglich zwei Mal gemacht wurden, legte auch hier die nasse Leibbinde um, und ging dann zu den nassen Einschlagungen mit darauf folgender Abreibung über. Dieses neben einer entsprechenden Diät 4 Wochen hindurch consequent fortgesetzte Verfahren reichte hin, dem Fieber Gränzen zu setzen, wobei nicht unerwähnt bleiben darf, dass während dieser Zeit das Kind, das bis dahin unfähig gewesen, zu laufen, so an Kräften gewonnen hatte, dass es halbe Stunden lang im Garten herumlief. Auch hier trat kein Rückfall ein. —

Ich habe seit dieser Zeit mehrfach Gelegenheit gehabt, jüngere Kinder am kalten Fieber zu behandeln, und hatte stets Ursache, mit dem Erfolge des eben angegebenen Verfahrens zufrieden zu sein, da in allen Fällen die Heilung, wenn auch nicht immer sehr rasch, doch sicher dadurch bewerkstelligt wurde.

9. Fall. Herr B., Kaufmann, 35 Jahr alt, ein Mitglied unseres Vereins, den ich bereits früher an Verdauungsbeschwerden und oberflächlicher Leberanschwellung behandelt hatte, fiel mir bei einem zufälligen Begegnen durch sein bleiches abgezehrtes Gesicht und die bedeutende Abmagerung seines Körpers auf, und theilte mir auf meine Frage nach der Ursache einer solchen ungünstigen Veränderung seines Aussehens mit, dass er bereits längere Zeit an einem kalten Fieber litte, das trotz aller dagegen gebrauchten arzneilichen Mittel, zu denen er wegen seiner, eine Wasserkur ausschliessenden, beschränkten Zeit gegriffen, nicht weichen wollte und ihn im hohen Grade herunterbrächte. Ich erzählte ihm nun von den durch das mehrfach erwähnte Verfahren erzielten Erfolgen, und rieth ihm, doch auch einen Versuch damit zu machen, da dasselbe eben keine grosse Zeit in Anspruch nehme und daher mit seinen Beschäftigungen wohl verträglich sein würde. Dies bestimmte ihn, sich der Kur am 10. August d. J. zu unterziehen. Nach den ersten Anwendungen trat das Fieber mit geringerer Intensität auf, schien sich aber bald darauf wieder dadurch schadlos halten zu wollen, dass es seinen Typus änderte, und anstatt sonst jeden dritten Tag, nun alle Tage eintrat. Nachdem dies mehrere Tage gedauert, wurden bei fortgesetzter Kur die Anfälle immer schwächer, und blieben endlich nach Verlauf von etwa 3 Wochen ganz aus, ohne bis jetzt wiederzukehren. — Dieser Fall reiht sich dem zuerst mitgetheilten in sofern an, als auch bei ihm ausser Brause und Douche keine weitere Wasseranwendung gemacht worden, und der Erfolg dennoch ein vollkommen glücklicher gewesen ist. Erwähnt muss noch werden, dass schon kurze Zeit nach dem Gebrauche der Douche auch bei noch fortdauerndem Fieber nicht nur in dem Aussehn des Patienten eine sehr günstige Veränderung vorgegangen war, sondern sich auch das subjective Kraftgefühl in nicht geringem Grade gehoben hatte.

10. Fall. Zum Schluss mag hier noch eines Falles Erwähnung geschehen, welcher noch entschiedener als alle übrigen die Heilkraft des Wassers documentirt hat. Es betrifft dieser Fall einen jungen, etwa 20jährigen Griechen aus Janina, welcher, vor 5 Jahren in seinem Vaterlande vom kalten Fieber befallen, bis zum Sommer

v. J. nicht davon hatte befreit werden können. Allopathie wie Homöopathie erschöpften vergeblich alle ihre Mittel gegen die Krankheit, und selbst der sonst bei Wechselfiebern so wohlthätige Einfluss einer Veränderung des Wohnorts oder gar des Klima's erwies sich hier ganz unwirksam, denn der Patient hatte in Berlin sein Fieber, wie er es in Janina und Athen gehabt hatte. Es versteht sich übrigens wohl von selbst, dass das Fieber nicht etwa 5 Jahre hindurch jeden dritten Tag ohne Unterbrechung eingetreten, sondern es handelt sich hier von den wiederholten, durch kein Mittel zu verhütenden Recidiven, welche sich in der letzten Zeit der Art gestaltet hatten, dass alle 30 Tage ein sehr heftiger Anfall eintrat, gegen welchen dann immer mit fiebervertreibenden Mitteln eingeschritten wurde. Unter diesen Umständen wurde mir denn der Patient durch den Herrn Professor F., ein Mitglied unseres Vereins, zugeführt, um nun den Versuch zu machen, ob nicht durch einen Angriff zu Wasser dem hartnäckigen Feinde besser beizukommen sei, als durch die bisherigen gewissermassen continentalen. Die Untersuchung des jungen Mannes ergab, wie dies wohl nicht anders zu erwarten stand, einen ziemlich hohen Grad von Schwäche, welche sich durch Schlaffheit aller Bewegungen, sehr leichte Ermüdung und ein blasses, cachectisches Aussehn bekundete, namentlich aber war die Haut sehr verweichlicht, wozu wohl die sehr warme wollene Bekleidung, welche dem Patienten zur Verhütung von Erkältungen von seinen bisherigen Aerzten vorgeschrieben war, viel beigetragen haben mochte. Die Milz war offenbar aufgetrieben, und auch die Leber liess eine leichte Intumescenz nicht vermissen. Verdauung und der, wenn auch etwas träge Stuhlgang zeigten nichts hervorstechend Krankhaftes.

Bei einer solchen Hartnäckigkeit und langen Dauer des Uebels konnte nur von einem eingreifenden, in passender, den Kräften des Kranken angemessener Stufenfolge anzuordnenden Heilverfahren ein günstiger Erfolg erwartet werden, und ich richtete deshalb die Kur, welche der Patient am 20. April kurze Zeit nach dem letzten Anfalle begann, nach folgender Scala ein. Zunächst wurden, um den verweichlichten Kranken an das ihm fremde Element zu gewöhnen, mehrere Tage hindurch zwei kalte Abreibungen gemacht, denen bald die abgeschreckte Wanne folgte. Nachdem dies etwa 8 Tage lang geschehen, und die wollene Kleidung von der Haut entfernt war, ordnete ich die täglichen Einschlagungen in der Art an, dass der Patient 3 Tage hintereinander jeden Morgen im nassen Tuche dünsten, jeden vierten Tag aber in der wollenen Decke schwitzen, und nachher eine Wanne von 12^0 nehmen sollte. Ausserdem wurde das unausgesetzte Tragen einer alle 3 Stunden zu wechselnden nassen Leibbinde anempfohlen, und diesen Anordnungen nach etwa 3 Wochen noch die des Gebrauchs eines täglichen Sitzbades von 25 Minuten Dauer und 12^0 R. hinzugefügt. Kurze Zeit vor dem zu erwartenden Anfalle ging ich nun, da die Kräfte des Patienten sich unter dem angegebenen Kurverfahren gebessert hatten, zur Anwendung der Brause und Douche in der oben angedeuteten Weise in der Art über, dass an einem Tage das Sitzbad, am andern die Douche genommen wurden, und beide so mit einander alternirten. Der Anfall blieb aus. Da indessen auch schon früher einmal das Fieber einen 60tägigen Typus gezeigt hatte, so konnte das Ausbleiben nicht als Bürgschaft einer zu Stande gekommenen Heilung dienen, und es wurde daher die Kur in unveränderter Weise fortgesetzt. Nachdem nun innerhalb eines Zeitraums von 3 Monaten, während welcher der Patient das angegebene Heilverfahren in der Anstalt gebraucht hatte, kein Anfall mehr eingetreten war, so glaubte ich mit Sicherheit die Kur schliessen zu können, und entliess den Kranken aus derselben. Bis in den Monat October, in welchem der junge Mann eine Reise nach Wien antrat, blieb derselbe unter meiner Beobachtung, und da bis dahin sich nichts Regelwidriges gezeigt hatte, so darf ich mich wohl zu der Annahme berechtigt halten, dass die Heilung eine dauernde und nachhaltige gewesen ist.

II. Fieberhafte Hautausschläge.

Ich wende mich nun zu einer grossen Klasse von Krankheiten, welche weniger durch ihr Auftreten als vielmehr dadurch eine besondere Bedeutung beanspruchen, dass sie so häufig, obwohl alle Bedingungen dafür im Blute gegeben sind, nicht zum Ausbruche kommen, oder, bereits auf der Haut erschienen, dort nicht fixirt werden können, sondern wieder zurücktreten und dadurch die gefährlichsten Zufälle hervorrufen. Ich meine die acuten oder hitzigen Hautausschläge, von welchen namentlich die Kinder so häufig befallen werden, und deren Opfer sie auch nicht selten sind. Die mit den Hautausschlägen verbundenen fieberhaften Reactionen (Ausschlagsfieber) gleich im Beginn der Krankheit geben den Begriff der hitzigen Hautausschläge, zu welchen die Masern, der Scharlach, die Pocken in ihren verschiedenen Varietäten, der Rothlauf, der Nessel- und Blasenausschlag, der Friesel gezählt werden. Die meisten dieser eben genannten Krankheitsformen gehören zu den kontagiös-fieberhaften, indem sie durch ein specifisches, in der Atmosphäre erzeugtes Contagium hervorgerufen, in's Blut abgesetzt, und dem Hautorgane zur kritischen Ausscheidung übertragen werden. Man rechnet dahin die Masern, den Scharlach und die Pocken, welche mehrere Menschen zugleich in demselben Orte, wo die Epidemie herrscht, befallen, und daher auch den Namen epidemische Hautausschläge tragen. Die anderen, wie der Rothlauf, der Nessel- und Blasenausschlag, der Friesel, verdanken jedoch meist im Innern des Organismus selbst liegenden Ursachen ihre Entstehung, und gesellen sich auch wohl anderen Krankheitszuständen als blosse Symptome zu, was namentlich vom Friesel gilt. Obschon nun diese Ausschläge stets ein Allgemeinleiden des Organismus hervorrufen, so stehen doch die meisten derselben zu einzelnen Systemen oder Organgeweben in einer speciellen Beziehung, und lassen sich daher schon aus der ursprünglichen Affection dieser letztern, noch vor ihrem sichtbaren Erscheinen auf der Haut, mit ziemlicher Gewissheit vorhersagen. So ergreift der Masernausschlag vorzugsweise die Schleimhautgewebe, namentlich die Schleimflächen der Athmungsorgane, und kündigt sich daher durch Katarrhalerscheinungen an, wie denn auch überhaupt acute und chronische Luftröhren- und Lungenentzündung und selbst später sich entwickelnde Lungenschwindsucht nicht seltene Folgen dieser Krankheit sind.

Dagegen afficirt der Scharlachausschlag wiederum vorzugsweise die serösen Organe und vornämlich die auskleidenden Häute und Bedeckungen des Hirnorgans, die Häute des Herzens und der grossen arteriellen Gefässe, woher die oftmals sehr rasch eintretenden wässrigen Ausschwitzungen als Produkte und Niederschläge eines entzündlichen Leidens der Spinnwebenhaut des Gehirns, so wie des Ueberzugs der Lungen und des Herzens zu erklären sind. Ausserdem ist der Scharlach stets mit bedeutenden Schlingbeschwerden im Halse verbunden. Ebenso steht die Rose zu den Centralorganen des Venensystems, der Leber und Pfortader, in einer innigen Verbindung, woher die galligen, oft gelbsüchtigen Erscheinungen, welche dieses Leiden zu begleiten pflegen, abzuleiten sind. — Das die Ausschlagskrankheit begleitende Fieber ist als Reflex der Reaction des Gesammtorganismus zu würdigen. Es richtet sich deshalb auch genau nach der Heftigkeit des auf dem Ausschlage selbst beruhenden Grundleidens, der individuellen und der herrschenden epidemischen Constitution. Im mittlern Grade verhält es sich als ein, zur Aus- und Durchbildung des Ausschlages absolut nothwendiges, mässig entwickeltes Entzündungsfieber mit dem katarrhalischen oder gastrischen Karakter. Es treten hier alle Symptome, allgemeine wie örtliche, in milderem Grade hervor, der Ausbruch des Ausschlags erfolgt regelmässig, über den ganzen Körper verbreitet, trägt einen durchaus gutartigen und normalen Ausdruck und macht einen regelmässigen Verlauf. Von diesem mittlern Standpunkte der organischen Reaction kann das Fieberleiden jedoch in zwei ganz auseinandergehende Richtungen abschweifen, nämlich bis zur Höhe eines mit grosser Heftigkeit auftretenden Entzündungsfiebers sich steigern, oder in diametral entgegengesetzter Weise bis zur Tiefe des stets von einem Mangel der Gesammtreaction zeugenden Nervenfiebers sich senken. In beiden Fällen, die durch Heftigkeit der Ausschlagskrankheit und die individuelle Constitution des Ausschlagskranken, endlich auch durch den eigenthümlichen Karakter der herrschenden Epidemie bedingt werden, treten Unregelmässigkeiten in den allgemeinen und örtlichen Erscheinungen auf. Es kann nämlich der Ausschlag, wegen zu heftiger oder ungenügender Allgemein-Reaction, nicht gänzlich zum Durch- und Ausbruch kommen, wird im Innern des Organismus zurückgehalten, und erregt dann entweder Entzündungen innerer edler Organe in allen drei Körperhöhlen, vorzugsweise aber des Gehirns und der Athmungswerkzeuge, oder führt bei gänzlich verhindertem Reinigungsprozesse des davon angesteckten Blutes, typhöse Zufälle herbei, indem die durch das angesteckte Blut angegriffenen Centraltheile des Nervensystems die sogenannten Nervenzufälle, wie Krämpfe, Delirium, Betäubung, Darniederliegen der geistigen und körperlichen Kräfte etc. hervorrufen.

Aus dem bis hierher Vorgetragenen geht nun hervor:

1) dass allen hier genannten Ausschlagskrankheiten eine gemeinschaftliche Ursache zum Grunde liegt, die Ansteckung nämlich des Blutes mit einem aus der Atmosphäre oder durch Uebertragung aufgenommenen Krankheitsstoffe,
2) dass dem Organismus die Aufgabe obliegt, diesen Krankheitsstoff in einer, der eigenthümlichen Natur dieses letztern entsprechenden Ausdrucksweise an die Haut abzusetzen,
3) dass dieser Prozess, gleich allen anderen Reactionen des Lebens, unter fieberhaften Erscheinungen vor sich geht, die, sollen sie ihrem Zwecke entsprechen, einen mitttlern Grad der Stärke haben müssen,

4) endlich, dass alle Gefahr bei den hitzigen Ausschlagskrankheiten daher rührt, dass jener naturgemässe Ausscheidungsprozess aus dem Blute nicht gehörig von Statten geht, was eben so gut durch einen zu hoch gesteigerten Fieberzustand wie durch Mangel einer fieberhaften Reaction herbeigeführt werden kann.

Für die Thätigkeit des Arztes ergeben sich nun aus diesen Sätzen folgende Normen:

1) Er muss das Fieber als Heilbestrebung des Organismus, sich von einem ihn belastenden Krankheitsstoffe zu befreien. ansehen, und demgemäss dasselbe so leiten, dass es so lange einen mittlern Grad der Stärke behauptet, bis die durch dasselbe zu vermittelnden Ausscheidungen — hier der Ausschlag — zu Stande gekommen.
2) Er muss in passender Weise dafür sorgen, dass der Ausschlag in der seiner eigenthümlichen Natur entsprechenden Dauer auf der Haut fixirt wird.
3) Er muss endlich, wenn durch äussere oder innere Einwirkungen der Ausschlag zurückgetreten ist, und in Folge dessen andere krankhafte Erscheinungen auftreten, darauf bedacht sein, ihn wieder hervorzurufen, und so das Blut gewissermassen zu entgiften.

Ich würde mich nur wiederholen müssen, wollte ich nach dem, was ich bereits früher bei den Fiebern gesagt, hier des Weitern auseinandersetzen, wie die erste der eben aufgestellten Heilindicationen zu erfüllen sei, da ja das dem Ausschlage vorangehende Fieber hier wie dort das Hauptobject der ärztlichen Thätigkeit abgiebt, und dabei natürlich auch dieselben Heilvorschriften massgebend sind. Stellt sich daher bei einem Kinde ein durch die bekannten Symptome sich äussernder Fieberzustand ein, und glaubt man aus den begleitenden Erscheinungen, so wie aus der herrschenden Krankheitsconstitution auf einen im Hintergrunde befindlichen Ausschlag schliessen zu dürfen, so sucht man durch die verschiedenen, bereits näher erörterten Wasseranwendungen den Organismus so zu stimmen, dass er zur Durchführung der ihm nun obliegenden Aufgabe wohl befähigt sei, d. h. man stimmt die Fieberbewegungen, wo sie zu heftig sind, bis zu dem mittleren Grade herab, oder steigert sie bis zu demselben Grade hinauf, welcher zur Absetzung des Ausschlags aus dem Blute auf die Haut erfahrungsgemäss als der geeignetste sich bewährt hat. Bei sehr heftigem Fieber werden daher die wiederholten nassen Einschlagungen, die Abreibungen, so wie die feuchten Umschläge auf die vorzugsweise afficirten Parthieen zur Anwendung kommen müssen, bei mangelnder Reaction aber die Reibebäder und Abreibungen an ihrem Platze sein, um den Ausschlag hervorzurufen. Dass der sich noch aus früheren Zeiten, wo man über die in Frage stehenden Krankheiten so irrige Begriffe hatte, herschreibende Irrthum, dass Kälte und Nässe den Ausschlag unterdrücken und somit gefährliche Folgen haben können, soweit dies die methodische Wasserkur betrifft, aller Begründung entbehrt, dürfte wohl kaum eines weitern Beweises bedürfen, da Theorie wie Praxis der Wasserheilmethode es unwiderlegbar gelehrt haben, dass es kein kräftigeres Mittel zur Hervorbringung des Ausschlags gebe, als gerade die energische Bearbeitung des Hautorgans durch eine zweckgemässe Anwendung des mehr oder minder kalten Wassers. — Zur Erfüllung der zweiten Indication, den Ausschlag in der ihm eigenthümlichen Dauer auf der Haut zu fixiren, und sein Zurückweichen von derselben zu verhüten, dient neben Vermeidung aller diätetischen Regelwidrigkeiten ganz besonders das fortgesetzte tägliche Einschlagen in nasse Tücher, weil hierdurch fortwährend ein reges peripherisches Leben unterhalten und so die Haut befähigt wird, die ihr gewordene Aufgabe genügend durchzuführen. Bei nicht zu starkem Fieber wird ein tägliches einmaliges Dünsten, wobei der Patient etwa eine Stunde hindurch im nassen Leintuche verharrt, genügen. — Was endlich die dritte Indication betrifft, die nämlich, den Ausschlag wieder auf der Haut hervorzurufen, wo er durch innere oder äussere Einflüsse von derselben verschwunden, so werden hier zunächst diejenigen Anwendungen des kalten Wassers Platz greifen müssen, welche durch die plötzliche, mit einer gelinden mechanischen Erschütterung verbundene Einwirkung der Kälte das besondere Leben des ganzen äussern Hautorgans schnell und durchdringend verändern, erschüttern und erregen. Diese Erschütterung und Erregung pflanzt sich dann auf den ganzen Organismus fort, nicht bloss in allen nervösen Gebilden und im Gehirn sich kund gebend, sondern auch im Säfteumtrieb und allen Absonderungen sich offenbarend. Unter den hierher gehörigen Applicationsweisen stehen die kalten Uebergiessungen oben an, welche mit darauf folgenden Reibungen verbunden, in passender Zeitfolge zu wiederholen sind. Ist dadurch erst wieder die Thätigkeit in der Haut hervorgerufen, so dienen dann die wiederholten nassen Einschlagungen, um dem Triebe der Säfte die Richtung nach Aussen zu geben, und so den unterbrochenen Reinigungsprozess des Blutes wieder auf's Neue anzufachen.

Ich werde nun aus meiner Praxis einige Fälle hitziger Hautausschläge, in denen sich das Wasser bewährt hat, mittheilen, und beginne gleich mit demjenigen fieberhaften Ausschlag, bei welchem noch heute die Anwendung des Wassers unter Aerzten und Laien als höchst gefährlich und verderblich am meisten verschrieen ist.

1. Fall. Herr L., ein robuster Mann von 50 Jahren, erkrankte am 12. Juni v. J. an einem von den bekannten gastrischen Zeichen (verdorbenem Geschmack, Appetitlosigkeit, Uebelkeit, gelblicher Färbung der Augenbindehaut, gelblich belegter Zunge) begleiteten Fieber, das mit Frost begann, dem bald heftige Glühhitze und starker Kopfschmerz folgten. Mit der Wasserkur vertraut, glaubte er dem Fieber durch passende Diät, ruhige Lage im Bett und wiederholte Abreibungen genügend begegnen zu können. Als jedoch am 2. Tage sich ein äusserst heftiges Brennen und Jucken in der Haut der linken Gesichtshälfte einstellte, und sich bald darauf an der bezeichneten Stelle eine rosenartige, an der Peripherie in's Blassgelbliche spielende, glänzende, dem Fingerdrucke weichende, gleichmässig verbreitete Röthe und Geschwulst mit starken, von der Empfindung einer zuckenden und brennenden Hitze begleiteten Schmerzen entwickelte, liess er mich noch am Abend des 3ten zu sich citiren. Die eben bezeichneten Erscheinungen, verbunden mit dem gastrischen Karakter des Fiebers, liessen wohl keinen Zweifel übrig, dass hier diejenige Krankheit vorlag, welche man mit dem Namen der Gesichtsrose zu bezeichnen pflegt. Die Heilindicationen, welche sich mir hier für die Behandlung darboten, konnten keine anderen sein, als zunächst Mässigung des nicht unbedeutenden Fiebers, dann aber in Berücksichtigung der eigenthümlichen Geneigtheit der Gesichtsrose, leicht von der äussern Haut zurückzutreten und sich auf das Gehirn selbst, namentlich die Häute desselben zu werfen, Sorge für zweckmässige Fixirung des Exanthems auf der Haut. Zu dem Ende liess ich den Kranken mehrmals hintereinander in nasse Leintücher einschlagen, in deren letztem er bis zum vollständigen Feuchtwerden der Haut verharren und dann kalt abgerieben werden sollte, gleichzeitig aber eine dicke angefeuchtete Compresse über die befallene Gesichtshälfte legen und mit einem trocknen Tuche bedecken. Nebenbei wurde reichlicher Wassergenuss und die Application eines oder nach Bedürfniss mehrerer kalter Klystire zur Erzielung von Leibesöffnung angeordnet. — Bei meinem Besuche am andern Morgen erfuhr ich, dass Patient in dem letzten Leintuche gut geschwitzt und die Nacht zwar unter Schmerzen, jedoch ruhiger als die vorige zugebracht hatte, die örtlichen Erscheinungen im Gesichte waren dieselben, wie am vergangenen Tage. Verordnnng: zweimaliges Einschlagen in nasse Leintücher, fortgesetzter kalter, alle 2—3 Stunden zu wechselnder Umschlag auf die entzündete Stelle und gleichzeitige Application eines solchen auf den Unterleib, Klystire. Unter diesem Verfahren verloren sich schon nach einigen Tagen die Fieberbewegungen, während gleichzeitig Röthe und Geschwulst des Gesichts allmälig abnahmen, so dass bereits am 16ten der Kranke das Bett verlassen und sich am 18ten wieder seinen gewöhnlichen Beschäftigungen hingeben konnte.

Dieser Fall, der nicht etwa vereinzelt in meiner Praxis dasteht, sondern dem sich mehrere ähnliche, mit gleichem Erfolge behandelte Krankheitsfälle anschliessen, bekundet wohl ganz unwiderlegbar, dass die Annahme, die Rose vertrage keine Kälte und Nässe, auf die von der Wasserheilmethode für diese Krankheit aufgestellten Behandlungsnormen keine Anwendung findet, dass vielmehr diese Therapeutik zu sicherern und bessern Resultaten führt, als die Anwendung der bisher üblichen Brech- und Abführmittel in dem genannten Leiden.

2. *Fall.* Im Frühjahre 1848 wurde ich in einer Familie, deren Hausarzt ich war, des Nachts zu einem einjährigen Kinde gerufen, das, den ganzen Tag schon unruhig, gegen Abend starke Hitze bekommen hatte, und etwa eine Stunde vor meiner Ankunft in Krämpfe verfallen war. Ich fand das Kind mit allen Symptomen einer Gehirnaffection, starrer Pupille, nach hinten überliegendem, in das Kissen bohrenden Kopfe und den übrigen bekannten Erscheinungen eines Hirnleidens. Unter diesen Umständen konnte, zumal bei dem so zarten Alter des Kindes, die Vorhersage eben nicht günstig sein; ich liess indessen das Kind in nasse Tücher einschlagen, und in einem Zeitraum von einer Stunde dies 4 mal wiederholen. Auf den Kopf wurden fortwährend kalte Umschläge gemacht. Nachdem das Kind in der letzten Umhüllung etwa eine Stunde gelegen hatte, liess ich nach erfolgter kalter Abreibung mit den Einschlagungen aussetzen, um den Erfolg nun einige Stunden abzuwarten. Derselbe liess

sich denn auch nicht lange erwarten, denn schon am Morgen brachen auf der ganzen Haut die Windpocken hervor, und mit ihnen war jedes beunruhigende Symptom verschwunden; das Kind genass sehr bald vollständig.

Dieser Fall giebt einen neuen Beleg für die Richtigkeit meiner bei der Darstellung der Wirkungsweise der wiederholten kalten Einschlagungen bereits früher gegebenen Erklärung, dass nämlich diese Einschlagungen nicht etwa allein durch die dabei stattfindende Wärmeentziehung wirken, sondern dass ihr Effect vorzugsweise in der dadurch angeregten centrifugalen Strömung des Blutes gesucht werden müsse. Wäre das erste der Fall, so liesse sich nicht wohl absehen, wie der Ausschlag, dessen specifischer Stoff die Blutmasse gewissermassen vergiftet und durch Rückwirkung auf die Nerven die genannten Erscheinungen hervorgerufen hatte, so schnell in die Haut hätte abgesetzt werden können. Erklärlicher wird aber der ganze Vorgang, wenn man die Anregung der centrifugalen Strömung des Blutes und die dadurch erhöhte abscheidende Thätigkeit des Hautorgans als die eigentliche Heilwirkung der nassen Leintücher acceptirt. Es ist hier auch wohl die Frage aufzuwerfen gestattet, was ein allopathischer Arzt unter den oben angedeuteten Umständen gethan hätte. Die Antwort erscheint nicht zweifelhaft, er würde sicher antiphlogistisch verfahren sein, d. h. Blutegel gesetzt und durch Calomel oder ein anderes Abführmittel auf den Darmkanal abgeleitet, dadurch aber wahrscheinlich den Ausbruch des Ausschlags auf der Haut erschwert, ja vielleicht zum Verderben des Kindes ganz unmöglich gemacht haben.

3. Fall. Einige Wochen nach dem eben mitgetheilten Krankheitsfalle wurde ich eines Morgens zu der zehnjährigen Tochter einer Familie, in welcher ich gleichfalls Hausarzt war, mit dem Bemerken gerufen, dass sich auf der Haut des Kindes ein rother Ausschlag gezeigt habe. Bei einer nähern Untersuchung desselben, stellte es sich unzweifelhaft heraus, dass Scharlach zugegen war. Gleichzeitig befand sich das Kind aber so wohl, zeigte ein so geringes Fieber, einen so regen Appetit, dass ich mich lediglich auf die Empfehlung einer entsprechenden Diät und die Anordnung, das Kind in einem wohl verwahrten, vor jeder Zugluft geschützten Zimmer im Bette zu erhalten, beschränken zu können vermeinte. Obwohl diesen Vorschriften mit der mir bei der Mutter der Kranken wohl bekannten Pünktlichkeit und Sorgfalt nachgekommen wurde, ward ich dennoch schon um 12 Uhr Mittags, also etwa 4—5 Stunden nach der Eruption, wieder eilig hin citirt, und fand bereits das Kind in einem höchst gefahrdrohenden Zustande. Der Scharlach war von der Haut verschwunden, das Kind lag in den heftigsten Convulsionen, liess alle Ausleerungen unter sich gehen und hatte einen kaum mehr fühlbaren, übermässig schnellen Puls. Unter diesen Umständen erklärte ich denn den Eltern, dass hier nur von der energischsten Anwendung des Wassers noch vielleicht Hülfe zu erwarten stände, und dass namentlich sofort zu kalten Uebergiessungen geschritten werden müsste. Dies wurde indessen verweigert, und die Hülfe mehrerer der renommirtesten allopathischen Aerzte in Anspruch genommen. Allein die von diesen gereichten Mittel erwiesen sich zur Wiederhervorrufung des Ausschlags durchaus unwirksam, selbst das Brennen in der Gegend der Rückenwirbel blieb nicht unversucht, und der Tod des Kindes erfolgte bereits nach 48 Stunden.

Dieser Fall, obgleich sein Ausgang ein so trauriger gewesen, ist dennoch nicht ohne Interesse, einmal, weil er die schon so oft beobachtete Perfidie des Scharlachexanthems wiederholt in das hellste Licht stellt, dann aber, weil es nach den von mir und Andern gemachten Erfahrungen mehr als zweifelhaft bleibt, ob der Ausschlag überhaupt zurückgetreten wäre, wenn ich sogleich das Kind hätte einschlagen lassen, und dadurch der Scharlach auf der Haut fixirt worden wäre. Durch das so sehr günstige Befinden der Patientin hatte ich, der ich gern jeden unnützen ärztlichen Eingriff am Krankenbette vermeide, mich berechtigt geglaubt, auf die blosse Anordnung einer passenden Diät mich zu beschränken; ich glaube aber, daran Unrecht gethan zu haben, und habe es mir seitdem zur Pflicht gemacht, in allen ähnlichen Fällen, trügen sie auch noch so bestechende Aussenseiten, durch wiederholte Einwickelungen einem Zurücktreten des Ausschlags vorzubeugen. — Dass übrigens namentlich im Scharlach die ältere Methode gegen diese unglücklichen Richtungen keine Gewähr leistet, dafür spricht wohl unwiderlegbar die grosse Zahl der Todesfälle in dieser Krankheit, und es wird genügen, um nur einen Beleg dafür zu geben, an die vor Kurzem veröffentlichte Notiz zu erinnern, dass in Breslau allein in dem Jahre 1850 gegen 600 Kinder dem Scharlach als Opfer gefallen sind. Ebenso bringen auch die Zeitungen nicht selten Todesanzeigen, nach denen in einer Familie zwei und drei Kinder rasch hintereinander von diesem gefährlichen Uebel hinweggerafft worden sind. — Ob in dem vorliegenden Falle die von mir proponirte Behandlung vermögend gewesen wäre, das Exanthem auf die Haut zurückzurufen, und so dem unglücklichen Ausgange vorzubeugen, lässt sich allerdings nicht mit Sicherheit bestimmen, ich glaube mich indessen berechtigt halten zu dürfen, diese Frage bejahend zu entscheiden, da Theorie wie Praxis jenes Verfahren als ein überaus wirksames hinstellen, wo es sich darum handelt, die erlahmende Thätigkeit der Haut wieder aufzurichten, und eine durch sie zu bewirkende Abscheidung aus dem Blute durchzuführen. Der folgende Fall kann dafür als ein neuer Beleg gelten.

4. *Fall.* Ein Knabe von 4 Jahren, welcher schon mehrere Tage an einem Scharlachausschlage durch den allopathischen Arzt der Familie behandelt worden, verfiel plötzlich in Zuckungen, und mit ihnen verschwand der Scharlach von der Haut. Blutegel an den Kopf, kalte Umschläge auf denselben, mannichfache innerlich dargereichte Mittel erwiesen sich in so fern unwirksam, als zwar die Krämpfe momentan cessirten, der Ausschlag aber nicht wieder erschien, die Haut kühl und unthätig blieb, und alle Symptome eine weitere gefahrdrohende Entwickelung des Gehirnleidens andeuteten. Unter diesen Umständen wurde die Anwendung des Wassers beschlossen. Der Knabe ward in eine mit Wasser von 18° R. mässig gefüllte kleine Badewanne gesetzt und hier 5 Minuten lang von mehreren Menschen kräftig gerieben, während gleichzeitig ab und zu Wasser aus einer Erhöhung über

ihn ausgegossen wurde. Unmittelbar nach dem Bade ward das Kind in ein gut ausgewundenes Leintuch gewickelt, das, nach erfolgter Erwärmung, immer wieder von Neuem mit einem andern vertauscht wurde, so dass der Knabe etwa 8 Stunden hindurch nicht aus den nassen Tüchern herauskam. Gleich nach der Application des letzten Tuches stellte sich ein ruhiger, von einem gleichmässigen Athem begleiteter Schlaf ein, der etwa 2 Stunden lang anhielt; als hierauf das sehr heisse Kind ausgewickelt wurde, zeigte sich zu meiner grossen Befriedigung der Scharlach über die ganze Haut verbreitet, und mit ihm waren alle gefahrdrohenden Symptome dauernd beseitigt. Fortgesetzte Einschlagungen in grösseren Intervallen vollendeten die Kur, aus welcher der Knabe als vollkommen genesen hervorging.

III. Syphilis.

Ich wende mich jetzt zu einer nähern, den Gränzen dieser Schrift entsprechenden Würdigung der Heilwirkungen des methodisch angewandten Wassers in denjenigen Krankheitsformen, welche unter dem generischen Namen der Syphilis bekannt sind, auch wohl, freilich sehr euphemistisch, die galanten Krankheiten genannt werden, obschon sie nur zu oft sich gegen Jeden, der ihre Bekanntschaft zu machen verurtheilt ist, sich nichts weniger als galant zu benehmen pflegen. Wenn ich bei der in den vorhergehenden Blättern enthaltenen Abhandlung über die Heilkraft des kalten Wassers in fieberhaften Krankheiten, die Erscheinungen dieser letztern, ihren Verlauf und ihr Wesen wenigstens cursorisch andeuten zu müssen geglaubt, so bin ich wohl, was namentlich die Symptome betrifft, hier dieser Verpflichtung überhoben, da bei der grossen Häufigkeit der syphilitischen Krankheiten es leider nicht alzu viele Leser geben dürfte, denen durch eigene, oft wiederholte Erfahrung nicht Gelegenheit genug geboten worden wäre, sich mit den karakteristischen Erscheinungen der hierher gehörigen Krankheitsformen vertraut zu machen. Ich begnüge mich daher hier zu bemerken, dass man die Syphilis gewöhnlich in eine primäre, welche die mehr oder weniger rasch nach der Infection an dem Orte der Ansteckung auftretenden Erscheinungen umfasst, und in eine secundäre oder consecutive, welche mittelst einer Vergiftung der Blutmasse mit dem specifischen Stoffe in Folge der primären Syphilis an einem vom Orte der Ansteckung entfernten Organe krankhafte Erscheinungen hervorruft, einzutheilen pflegt, und wende mich gleich zu einer nähern Besprechung der einzelnen, der erstern Kategorie angehörigen oder doch mit ihr verbundenen Formen.

1. *Die Gonorrhoe, der Tripper.* Es ist dies diejenige Krankheit, welche in einem mehr oder minder kurzen Zeitraume, gewöhnlich zwischen dem 3ten bis 8ten Tage, nach dem die Ansteckung vermittelnden Coitus aufzutreten pflegt, und sich durch die bekannten Erscheinungen, Röthe der Harnröhrenmündung, Schmerz beim Urinlassen und den Erectionen, so wie durch den Ausfluss eines in Consistenz und Farbe verschieden gearteten Schleimes karakterisirt. Man hat sich vielfach darüber gestritten, ob die hier genannte Gruppe von Erscheinungen ihren Grund in einem eigenthümlichen Contagium hat, das specifisch und mit Nothwendigkeit diese Krankheitsform und ihre Folgen erzeugen müsse, d. h. mit anderen Worten, ob es denn überhaupt einen syphilitischen Tripper gebe, oder ob dieser letztere nicht bloss eine Entzündung sei, wie sie auch bei allen übrigen Schleimhäuten mittelst verschiedenartiger, durch Prädis-

position verstärkter Einflüsse hervorgerufen werden kann. Dass dieser Streit über die eigentliche Natur des genannten Uebels eine nicht unerhebliche practische Bedeutung habe, ist wohl Jedem einleuchtend. Denn resultirt der Tripper aus einem specifischen, auch den übrigen syphilitischen Erscheinungen zum Grunde liegenden Gifte, so liegt die Idee nahe, auch gegen ihn specifisch, d. h. mit Quecksilber zu operiren, wie dies auch im vorigen Jahrhunderte fast allgemein von den Aerzten geschehen ist. Entbehrt dagegen der Tripper der specifisch-syphilitischen Grundlage und unterscheidet er sich nur durch seinen Sitz von anderen Entzündungen der Schleimhäute, so wird es auch keines specifischen Heilmittels bedürfen und es werden bei ihm keine anderen, als die für jene Entzündungen geltenden Heilprinzipien zur Anwendung kommen. Eine vorurtheilsfreie Kritik der hier concurrirenden Thatsachen hat nun aber ergeben, dass das dem Tripper zum Grunde liegende Contagium allerdings verschieden von dem des Schankers sei, und dass es daher streng genommen einen syphilitischen Tripper nicht gebe, dass aber die Meinung Derer, welche in dem Tripper nur eine gewöhnliche, hier durch den örtlichen Contact mit dem scharfen, ätzenden Schleime der weiblichen Scheide veranlasste Entzündung der Schleimhaut ohne alle specifische Bedeutung sehen, irrig und mit den durch die Erfahrung constatirten Thatsachen nicht zu vereinen sei. Denn man bringe nur einmal den aus der Harnröhre abgesonderten Schleim in die Augenschleimhaut, in die Nase, in's Ohr und man wird sich durch die oft furchtbaren Wirkungen sehr bald überzeugen, dass es mit der Sache doch eine eigene Bewandtniss habe, und dass dem Tripper allerdings ein giftiges, oft sehr giftiges Contagium zum Grunde liegen müsse. Dafür spricht auch noch die Thatsache, dass der Tripper, wie dies bei allen übrigen, auf einem animalischen Contagium beruhenden Krankheiten der Fall, eine Art von Incubations- oder Bebrütungsstadium hat, indem zwischen der Ansteckung und den ersten Symptomen derselben eine mehr oder weniger lange Zeit verfliesst, was kaum zu erklären wäre, wenn die Krankheit nur von dem scharfen, ätzenden, in der weiblichen Scheide abgesonderten Schleime herrührte, da dessen Wirkung sich dann unmittelbar geltend machen, und die Harnröhre schon nach wenigen Minuten oder doch Stunden in Entzündung versetzen müsste. Endlich darf nicht verschwiegen werden, dass es auch nicht an glaubwürdigen Praktikern fehlt, welche nach dem Tripper allgemein syphilitische Erscheinungen beobachtet haben wollen, ganz besonders aber, dass so häufig mit und vorzüglich nach zu früh gestopften Trippern rheumatische Zufälle in den Gelenken auftreten, welche mit ziemlicher Sicherheit einen Schluss auf die specifische Natur des Trippers gestatten, und nur dadurch zu erklären sind, dass hier ein Gift, das sich durch örtliche Entleerung hätte erschöpfen müssen, gewaltsam auf andere Theile zurückgetrieben worden ist. Wie wichtig dies letztere Moment für die Behandlung der hier in Rede stehenden Krankheit ist, darf wohl nicht erst besonders hervorgehoben werden.

Werfen wir nun einen Blick auf die bisher übliche Heilmethode des Trippers, so bemerken wir, dass sich namentlich zwei Behandlungsweisen geltend gemacht haben.

Die eine besteht darin, dass man durch scharfe zusammenziehende Einspritzungen in die Harnröhre gleich in den ersten Tagen nach der Ansteckung den Ausfluss zu stopfen, und so der ganzen Krankheit gleichsam mit einem Schlage ein Ende zu machen sucht. Es ist dies die sogenannte Abortivmethode, welche ihren hervorragendsten Vertreter in dem französichen Arzte *Ricord* findet. Gestützt auf seine Ansicht, dass dem Tripper keine specifische Ursache zum Grunde liege, hält er jenes plötzliche Coupiren des Ausflusses für durchaus gefahrlos, ja für die einzige sichere vorbeugende Behandlung aller später sich etwa entwickelnden Erscheinungen. „Der Anfang des Trippers ist bekannt“, sagt er, „sein Ende und seine Folgen sind unbekannt. Der Vortheil des Patienten erheischt es also, ihn so schnell als möglich von seinem Ausflusse zu heilen.“ Es kann wohl nicht auffallen, dass die eben entwickelte, durch die Autorität eines in dieser Specialität (ob mit Recht?!) hochgefeierten Namens getragene Ansicht bei vielen Aerzten, namentlich aber bei fast allen Patienten, denen eine so expedite Weise, sich eines lästigen, schmerzhaften, nur zu oft chronisch werdenden Uebels zu entledigen, gewiss sehr willkommen sein musste, dass diese Ansicht, sage ich, bedeutenden Anklang gefunden hat. Und dennoch ist die darauf basirte Heilmethode nichts weniger als empfehlenswerth, da sie einmal keineswegs stets anwendbar, dann, wo sie angewendet werden kann, nicht immer das versprochene Resultat ergiebt, endlich in den Fällen, wo der Zweck, Stopfung des Trippers, wirklich erreicht worden, dem Patienten sehr erhebliche Gefahren bereiten kann. Angewendet kann die Methode deshalb in vielen, ja den meisten Fällen nicht werden, weil schon entwickelte Entzündung in der Harnröhre und dadurch erzeugter Schmerz selbst nach dem Urtheile *Ricord's* den Gebrauch der Einspritzungen verbieten, und eine anderweitige Behandlung nöthig machen. Nun wissen aber die Kranken in der Mehrzahl der Fälle erst dadurch von der geschehenen Infection, dass sie Schmerz haben, und es ist also gemeinhin in dem Augenblicke, wo sie die Hülfe des Arztes in Anspruch nehmen, bereits der Zeitpunkt für die passende Anwendung des Abortivmittels vorüber. Es könnte daher diese letztere nur für die Minderzahl der Fälle in Gebrauch kommen, wo der Tripper anfangs in indolenter, schmerzloser Weise (wie dies nach wiederholt überstandener Gonorrhoe wohl der Fall ist) auftritt, wobei wieder noch sehr fraglich, ob nicht in so gearteten Fällen die ganze Procedur darauf hinauslaufen würde, dass der schmerzlose Tripper in einen schmerzhaften verwandelt wird. — Dass die frühen Einspritzungen sehr oft nicht vermögend sind, das von *Ricord* so sicher versprochene Resultat herbeizuführen, wird wohl jeder Praktiker, der sie angewendet oder ihre Anwendung überwacht hat, zugeben müssen, ja es fehlt nicht an Beobachtungen, wo, wie bereits vorher bemerkt worden, die Einspritzungen nur ein heftiges Auftreten und einen langwierigen Verlauf des Uebels herbeigeführt haben. — Endlich, und das ist die gefährlichste Seite dieser Behandlungsweise, hat die Abortivmethode wirklich oft geleistet, was von ihr gerühmt worden, sie hat den Ausfluss wirklich unterdrückt, dafür aber zu einer Reihe von, oft erst später auftretenden Zufällen Veranlassung gegeben, denen gegenüber der Tripper in einem sehr milden, wahrhaft vortheilhaften Lichte erscheint. Wenn von glaubwürdigen Beobachtern berichtet wird, dass sie nach der Abortivmethode secundäre Syphilis haben entstehen sehen, so ist kein Grund vorhanden, die Wahrheit dieser Angabe in Zweifel zu ziehen, obwohl ich gestehen muss, dass ich in einer mehr als zwanzigjährigen Praxis in allen Fällen die secundäre Syphilis am füglichsten aus einem vorhergegangenen Schanker habe herleiten können. Wohl aber habe ich nach voreilig in unkluger Sicherheit gestopften Trippern die schlimmsten Formen von Gelenkrheumatismus und nicht selten auch von Lähmungen beobachtet, deren Ursprung aus dem zurückgetriebenen, das Rückenmark nun belastenden eigenthümlichen Trippergifte mehr als wahrscheinlich war. So weit die eine der üblichen Heilmethoden. — Die andere wird durch diejenigen Aerzte vertreten, welche den Tripper für eine durch ein eigenthümliches giftiges Contagium, das aber wesentlich von dem des Schankers verschieden ist, hervorgerufene Entzündung der Harnröhre halten, deren specifischer Karakter eine schnelle Unterdrückung als gefährlich und zu anderen Zufällen Veranlassung gebend erscheinen lässt. Sie sind daher darauf bedacht, die Symptome der Entzündung durch entsprechende diätetische und auch wohl pharmaceutische Mittel zu mildern und zu beseitigen, hüten sich aber, wenigstens in den ersten Wochen, direkt gegen den Ausfluss einzuschreiten, damit die örtliche Ausscheidung des Trippergiftes keine zu frühe Unterbrechung erfahre. Erst wenn alle entzündlichen Erscheinungen gewichen, und die nicht mehr virulente Beschaffenheit des Ausflusses angenommen werden kann, geben sie zur Beseitigung desselben die bekannten, darauf hinwirkenden Mittel, Balsamus Copaivae, Cubeben, Einspritzungen etc. etc. Die Kritik der ersten Methode, die ich oben gegeben, giebt den Massstab für die Beurtheilung der zweiten, so eben mitgetheilten; bei einer Vergleichung beider und bei einer genauen Berücksichtigung der hier zur Geltung kommenden Momente wird es jedem vorurtheilsfreien Beurtheiler bald klar werden, auf welcher Seite sich Vorsicht, Besonnenheit und das der schuldigen Sicherung des Kranken die gebührende Aufmerksamkeit zollende Verfahren in grösserem Masse vorfindet. Das heisst, mit anderen Worten, der Kranke wird weit besser fahren, wenn er, hat er einmal allopathische Hülfe gesucht, sich nach der zweiten Methode behandeln lässt, und lieber eine etwas längere Dauer des Uebels erträgt, als dass er eine, übrigens oft auch noch problematische rasche Beseitigung desselben auf Kosten der überall so nöthigen Sicherstellung vor möglichen späteren Nachtheilen erzwingt.

Es könnte scheinen, als hätte ich in einer Schrift, welche die Würdigung der Heilwirkungen des kalten Wassers in einzelnen Krankheiten zum Vorwurfe hat, in vorstehenden Zeilen der Betrachtung der üblichen allopathischen Methoden einen zu grossen Raum eingeräumt, und es mag mir daher gestattet sein, einem etwaigen derartigen Tadel durch einige Worte zu begegnen. Ueberall, wo etwas Neues dem schon Bestehenden zu substituiren ist, hat man zunächst mit Umsicht und richtiger Würdigung aller dabei zu berücksichtigenden Verhältnisse abzuwägen, in wie weit denn das Bestehende den an dasselbe zu machenden Anforderungen entspricht, in wie weit nicht, und erst aus dem Resultate dieser Prüfung wird sich das Bedürfniss einer Abänderung mit Sicherheit ergeben können. Denn nicht um Neues, sondern um Besseres handelt es sich; das Bessere wird aber in solchen Fällen weniger als eine Steigerung des Guten denn als ein Gegensatz des Schlechten aufzufassen sein, und wo man daher etwas Gutes besitzt, da wird häufig nach dem bewährten französischen Sprichworte: „*le mieux est l'ennemi du bien*" — das Bessere ist der Feind des Guten — das Haschen nach Besserem ein ganz entgegengesetztes Resultat herbeiführen. Von diesem hier aufgestellten allgemeinen Gesichtspunkte wird man auch bei Einführung neuer Heilmethoden ausgehen müssen, und es kann daher in der Kette der hierher gehörigen Untersuchung die genaue Würdigung des bisher üblichen Verfahrens durchaus nicht als ein überflüssiges Glied betrachtet werden.

Man wird aus der oben gegebenen Kritik wohl ersehen haben, dass ich kein Anhänger der sogenannten Abortivmethode bin, sondern vielmehr die Ansicht, welche die zur zweiten Methode sich bekennenden Aerzte ihrem Heilverfahren zum Grunde gelegt, als der Natur des Uebels entsprechend und für die Sicherung des Kranken vor späteren üblen Zufällen besorgt, adoptire. Neue Ansichtspunkte für die Behandlung der Gonorrhoe wüsste ich also nicht aufzustellen; wohl aber glaube ich bezüglich der Art und Weise, wie diese Gesichtspunkte nun in concreten Fällen zu verwirklichen sind, berechtigt zu sein, an die Stelle des bereits Existirenden etwas Anderes, wie mir scheint, Besseres setzen zu können. — Die Gonorrhoe lässt sich füglich in zwei Stadien eintheilen, in das der entzündlichen, durch Schmerz, Röthe etc. bezeichneten Reizung und in das des schmerzlosen Ausflusses; die Behandlung wird demgemäss eine gleiche Eintheilung anzuerkennen haben.

1) Behandlung des Stadiums der entzündlichen Reizung. Hier steht oben an das diätetische, geistige wie körperliche, Verhalten des Kranken. Entspricht dieses den hier zu stellenden Anforderungen, so macht es in einer grossen Zahl von Fällen jedes weitere Eingreifen überflüssig; ist dasselbe aber unzweckmässig, so macht es jede Behandlung, sie heisse wie sie wolle, unnütz. Strenge Ruhe und Entziehung jeder substantiellen Nahrung sind die beiden Hauptfactoren der Behandlung für diesen Zeitraum der Krankheit; der Kranke muss wo möglich fortwährend eine horizontale Lage beobachten, sich aber jedenfalls vor jeder anstrengenden Bewegung, vor dem Fahren und Reiten, wodurch namentlich die schon leidenden Organe arg compromittirt werden, in Acht nehmen, er muss eine einfache, kühlende, aus Milch und Weissbrod bestehende Diät führen, er muss ganz besonders viel frisches kaltes Wasser trinken, weil dieses neben der allgemeinen, kühlenden, entzündungswidrigen Wirkung noch den grossen Vortheil gewährt, dass es dem Urine eine milde Beschaffenheit giebt und so dessen Durchgang durch die gereizte innere Fläche der Harnröhre schmerzloser macht. Dieses Trinken von Wasser macht alle die Emulsionen (die bekannte weisse Medicin) und anderen Arzeneien, welche von der Allopathie noch so häufig in diesem Stadium der Krankheit verordnet werden, vollständig entbehrlich, und ist bei weitem dem Gebrauche des Leinsaamen- und Altheethees verzuziehen, weil es nicht wie diese den Magan belästigt, und keine so erschlaffende, sehr häufig die spätere Hartnäckigkeit des sich als Nachtripper darstellenden Ausflusses vorbereitende Wirkung ausübt. Neben diesem hier angegebenen allgemeinen Verhalten tritt nun zweckmässig auch eine örtliche Behandlung der leidenden Parthieen hinzu. Die nie zu vernachlässigende Reinlichkeit erfordert schon an und für sich ein häufiges Waschen des Gliedes; am sichersten wird dieser Zweck erreicht durch den Gebrauch eines 2—3mal täglich zu nehmenden Sitzbades von 18—20° R. und einer Dauer von ¼ Stunde, wodurch nicht allein die Theile mit ihren Umgebungen gründlich gereinigt, sondern auch die entzündlichen Schmerzen durch den beruhigenden, mildernden Einfluss des lauen Wassers in nicht geringem Grade besänftigt werden. Eben so nützlich ist auch ein allgemeines Bad von derselben Temperatur, das der Patient am besten des Morgens nimmt und in welchem er einige Minuten zu verweilen hat. Ich bitte hier wohl auf die angegebene Temperatur der örtlichen wie allgemeinen Bäder zu achten; es sind nicht die von allopathischen Aerzten so oft empfohlenen Bäder von 26—28° R., es sind aber auch nicht die der hydropathischen Behandlung scheinbar so entsprechenden von 10—12° R. Die ersteren sind unpassend, weil sie die Haut verweichlichen und zu Erkältungen disponiren, überdiess auch leicht eine zu grosse Erschlaffung und damit eine längere Dauer des Ausflusses im zweiten Stadium vorbereiten, die letzteren aber, die kalten örtlichen und allgemeinen Bäder, sind im entzündlichen Stadium des Trippers geradezu verwerflich, und können zu den gefährlichsten Zufällen Veranlassung geben. Ich habe mehrfach Gelegenheit gehabt, derartige unglückliche Richtungen in Fällen zu beobachten, wo entweder Laien nach eigenem Gutdünken zum Gebrauche der kalten Bäder griffen oder wo diese letzteren selbst von sogenannten Wasserärzten, welche auch auf ihrem Terrain eine Abortivmethode cultiviren wollten, verordnet worden waren, und ich kann daher nicht ernst genug vor solchen unüberlegten, sich sehr oft hart bestrafenden Heilversuchen warnen. — Für ungehinderte Stuhlausleerung muss durch Diät und nöthigenfalls auch durch Lavements mit Wasser von 14—16° R. gesorgt werden. Bei Kranken, die eine auf derartige Zwecke eingerichtete Anstalt besuchen können, ist es oft zweckmässig, dem jedesmaligen Bade eine Einwickelung in dem gut ausgewundenen nassen Tuche vorausgehen zu lassen, indem die dadurch erzielte reichlichere Hautausscheidung günstig auf das örtliche Uebel zurückzuwirken pflegt. — Bei dem hier angegebenen Verfahren pflegt nun innerhalb 14 Tagen, spätestens 3 Wochen die Entzündung und mit ihr der Schmerz beim Harnlassen und den nächtlichen Erectionen nachzulassen, und man hat es dann nur noch mit dem Ausflusse allein zu thun; es beginnt dann also

2) die Behandlung des zweiten Stadiums der Gonorrhoe. Stopfung des Ausflusses ist die Aufgabe dieses Theiles der Behandlung, deren schnelle Lösung von den ungeduldigen Kranken gemeinhin mit grossem Ungestüm gefordert wird. Die Arzneikunde besitzt mannichfache Mittel, von denen eine solche, den Ausfluss stopfende Wirkung gerühmt wird; die bekanntesten, am häufigsten in Gebrauch kommenden sind der Balsamus Copaivae, die Cubeben, einzelne Eisenpräparate, die Einspritzungen von schwefelsaurem Eisen, Catechu, Rothwein, Tannin u. dgl. m. Es kann wohl nicht in Abrede gestellt werden, dass jedes der eben genannten Mittel zur Herbeiführung des hier ersehnten Resultats in einzelnen Fällen sich als wirksam bewährt hat; weit geringerem Zweifel aber unterliegt es, dass alle erwähnten Präparate in sehr vielen Fällen sich vollkommen unzulänglich gezeigt und selbst bei anhaltendem Gebrauche nicht vermögend gewesen sind, den Ausfluss zu stopfen. Es kann Niemand competenter sein, ein solches Urtheil abzugeben, als ein an einer Wasserheilanstalt fungirender Arzt, dessen Schicksal es ja überhaupt ist, in den von den übrigen Heilmethoden ungeheilt gelassenen Patienten die zahlreichsten Objekte seiner ärztlichen Thätigkeit zu finden, und der demgemäss mit der *chronique scandaleuse* der traditionellen Medicin gewöhnlich sehr vertraut ist. Ich kann daher versichern, dass ich sehr viele Kranke gesehen, welche eine wahre Apotheke ausgebraucht, um ihren Tripper los zu werden, dabei aber nichts weiter davon getragen hatten, als dass zum örtlichen Uebel noch Zerrüttung der Verdauung und allgemeines Siechthum hinzugetreten war. Die Wirksamkeit jener inneren Mittel ist also nichts weniger als erwiesen, und da ihr längerer Gebrauch gewöhnlich sehr nachtheilig auf Magen und Darmkanal zu wirken pflegt (dass der Balsamus Copaivae nicht so ganz gleichgültig, zeigt schon der nach dem Gebrauche desselben so häufig auftretende eigenthümliche Hautausschlag), während die Einspritzungen nur zu häufig die erste Veranlassung zu den später sich kund gebenden Stricturen der Harnröhre sind, so ist wohl Grund genug, sich bei der üblichen Heilmethode nicht zu beruhigen und sich einem Heilverfahren anzuschliessen, dessen Wirksamkeit in vielen Fällen eine grössere, dessen Anwendung aber in allen Fällen von den üblen Nebenwirkungen und Folgen frei ist, welche das ältere zu begleiten pflegen. Dies Verfahren nun besteht in der Anwendung der Kälte in Form von Bädern, Sitzbädern, Brausen, Douchen und auch wohl Einspritzungen in die Harnröhre, und beginnt mit den gleich näher zu erwähnenden Cautelen, wenn die Abwesenheit von Schmerz beim Harnlassen und den nächtlichen Erectionen die Beendigung der Entzündung in der Harnröhre bekundet. Ich will indessen an diesem Orte zunächst die durch eine vielfältige Erfahrung gerechtfertigte Warnung aussprechen, dass man sich wohl zu hüten habe, sofort mit dem Aufhören der Schmerzen gleich die volle Anwendung der Kälte eintreten zu lassen, weil dadurch die so eben im Erlöschen begriffene Entzündung nur zu leicht wieder aufflammen und so dem ersten Stadium der Gonorrhoe eine ungebührlich lange Dauer verliehen werden kann. Es gebietet die Vorsicht vielmehr, mit der Temperatur der Bäder und Sitzbäder nur ganz allmälig, etwa alle 2 Tage um 1—2 Grad zu fallen, und erst dann die natürliche Temperatur von 9—7 Grad eintreten zu lassen, wenn man sich durch solch vorsichtiges Vorgehen die Ueberzeugung verschafft hat, es werde die Kälte auch wirklich vertragen. Den Gebrauch und die Reihenfolge der einzelnen Bäder bestimme ich gewöhnlich so, dass am Morgen ein allgemeines Bad von etwa 2 Minuten Dauer und im Laufe des Tages 2 Sitzbäder von 8—10 Minuten Dauer genommen werden; die Anwendung der Brause, unmittelbar nach dem Bade am Morgen, tritt erst dann ergänzend hinzu, wenn man bereits bis zu 14° R. mit der Temperatur heruntergegangen ist. Sehr wirksam habe ich auch die aufsteigende Douche, einige Minuten hindurch an das Mittelfleisch geleitet, gefunden, und kann deren Anwendung zweckmässig dem Gebrauche des Sitzbades unmittelbar folgen. Was die Einspritzungen von kaltem Wasser in die Harnröhre betrifft, so kann ich ihre Wirksamkeit eben nicht besonders rühmen, indessen verdienen sie doch als ein ganz unschuldiges, von allen, den pharmaceutischen Einspritzungen anklebenden, Nachtheilen freies Mittel in hartnäckigen Fällen nicht unversucht zu bleiben. *)

Recapituliren wir nun den Inhalt der vorstehenden Zeilen, so ergiebt sich, dass die Prämissen, von denen die besonnenen allopathischen Aerzte ausgehen, ganz dieselben sind, welche auch der mit Wasser behandelnde Arzt seinem Heilverfahren zum Grunde legt, und dass somit beide auf einer und der nämlichen Basis gegen die Krankheit operiren. Auseinander gehen sie nur in der Wahl ihrer Mittel, indem der allopathische Arzt solche

*) Neuere Erfahrungen haben mich belehrt, dass diese Einspritzungen, wenn man das dazu verwendete Wasser durch Eisstücke bis zu einer Temperatur von etwa 3—4° R. herabstimmt, allerdings von sehr grosser Wirksamkeit zum Zwecke der Stopfung des Schleimausflusses sind.

Substanzen anwendet, welche, in manchen Fällen von nicht abzuleugnender Wirksamkeit, sich doch in sehr vielen Fällen als unzureichend documentirt, in allen aber üble, in ihrer differenten Natur begründete Nebenwirkungen besorgen lassen, während das Wasser in besonnenen, erfahrenen Händen sich stets als ein unschädliches, sehr oft aber als ein überaus nützliches, dem hier zu erzielenden Resultate entsprechendes Mittel bewähren wird. Einen Glanzpunkt für eine Behandlung, sie führe einen Namen, welchen sie wolle, wird übrigens der Tripper niemals abgeben, da es nicht leicht eine Krankheit geben dürfte, welche so oft die Geduld der Kranken wie der Aerzte auf die Probe stellt, als gerade dies lästige Uebel. Für die Patienten selbst aber mag hier noch der beherzigenswerthe Wink stehen, nicht gar zu sehr auf die Schnelligkeit der Kur bedacht zu sein, und darüber die Sicherheit derselben ausser Augen zu setzen, da kaum eine Krankheit gefunden wird, bei der sich ein unbesonnener Eingriff so hart, wie bei der Gonorrhoe bestraft.

2. *Die Leistenbeule, der Bubo.* Unter Bubo versteht man eine entzündliche Anschwellung einer oder beider Leistendrüsen, welche je nach ihrer innern Bedeutung und ihrem Ursprunge einen verschiedenen Verlauf zu nehmen pflegt. Ist ein Tripper zugegen, so kommt es nicht selten vor, dass auf der Höhe der Entzündung desselben die benachbarten Leistendrüsen an der in der Harnröhre stattfindenden Reizung participiren, schmerzhaft werden und anschwellen. Man bezeichnet einen derartigen Bubo mit dem Namen des sympathischen oder consensuellen, weil, wie schon bemerkt, sein Ursprung ledig-

lich in der Mitleidenschaft mit der entzündlichen Reizung des Nachbargebildes, der Harnröhre, zu suchen, wie es denn ja eine bekannte Eigenthümlichkeit der Drüsen ist, anzuschwellen und schmerzhaft zu werden, wenn mit ihnen in anatomischer Verbindung stehende, mehr oder minder entfernte Organe krankhaft afficirt sind. So die Anschwellung der Achseldrüsen, bei Entzündung und Abscessen der Finger u. s. w. — Dass dieser Bubo, wird er nicht unzweckmässig behandelt, keine besondere Bedeutung beanspruchen kann, leuchtet ein, er steht und fällt mit der Entzündung der Harnröhre, und Alles, was darauf berechnet ist, diese zu beseitigen, wird auch auf die Zurückbildung und Zertheilung der Leistendrüsengeschwulst günstig zurückwirken. Strenge Befolgung der oben beim Tripper aufgestellten diätetischen Grundsätze, vor Allem Vermeidung jeder, die Reizung steigernden körperlichen Bewegung, werden daher in der Mehrzahl der Fälle gegen das genannte Uebel ausreichen und eine gesonderte specielle Behandlung unnöthig machen. In den seltenen Fällen indessen, wo man Grund zu haben glaubt, noch örtlich einschreiten zu müssen, da wird das Auflegen der gleich unten näher zu beschreibenden Wasserumschläge stets enügen, um die Zertheilung der Geschwulst zu erzielen Es kann nicht in Abrede gestellt werden, dass erfahrene und besonnene allopathische Aerzte, bei dieser Art des Bubo gleichfalls nach den oben angegebenen Grundsätzen verfahren und demselben, unter Vermeidung aller directen Heilmittel, nur die erwähnten diätetischen Massregeln entgegen stellen. Indessen fehlt es doch auch nicht an Fällen, wo eingreifende Zertheilungsversuche gemacht werden, und mir sind nicht wenige Kranke zu Gesichte gekommen, welche nach einander mit Merkurialsalbe, mit Pflastern aller Art, Einreibungen von Jodtinctur etc. gemartert worden waren, ohne dass etwas Anderes dadurch bewirkt worden wäre, als grössere Geschwulst und grösserer Schmerz. Die Wasserbehandlung zeichnet sich also dadurch vortheilhaft aus, dass sie von allen solchen eingreifenden Proceduren vollständig abstrahirt, und in den Fällen, wo überhaupt örtlich eingeschritten wird, sich auf die Application jener milden Umschläge beschränkt, welche allen hier zu erfüllenden Zwecken vollkommen entsprechen.

Eine zweite Art des Bubo ist diejenige, welche sich zum Schankergeschwür hinzu zu gesellen pflegt, und in diesem Falle hat der Bubo dann einen ganz andern Karakter und eine andere Bedeutung. Die Drüsengeschwulst artet sich nämlich hier als eine solche, welche durch einen specifisch reizenden oder giftigen Stoff, durch eine auf die Drüsen abgelagerte, mit Intensität wirkende Schärfe hervorgerufen ist, d. h. es bleibt der Bubo hier nicht auf der Stufe blos consensueller Reizung stehen, sondern wächst immer mehr und mehr und geht trotz aller theils unnützer, theils zweckwidriger Zertheilungsmittel in Eiterung über. Die Bedeutung und das Wesen dieser Art von Bubo wird aber dadurch besonders klar, dass eine wiederholte Erfahrung ergeben hat, dass, wo die Vereiterung der Geschwulst zu Stande gekommen, fast niemals allgemein syphilitische Symptome auftreten. Es ist daher der Bubonenabscess offenbar kritischer Natur, indem das syphilitische Gift durch ihn ausgeschieden zu werden scheint, und wo daher ein beträchtlicher Bubo zurückgeht oder künstlich zertheilt wird, da werden die Erscheinungen der allgemeinen Syphilis auch nicht lange auf sich warten lassen. Welch beachtungswerther Wink hierin für die Behandlung so gearteter Bubonen liegt, bedarf wohl keiner weitern Auseinandersetzung. — Was nun die Behandlung dieser Art von Bubonen betrifft, so wird schon wegen des gleichzeitig damit verbundenen Schankergeschwürs ein allgemeines Verfahren eintreten müssen; ich verweise daher, um Wiederholungen zu vermeiden, auf das weiter unten bei Würdigung des Schankers darüber Beizubringende, und beschränke mich hier nur auf die Angabe der örtlichen Anwendung des Wassers. Die Erfahrung, dass der den Schanker begleitende Bubo gewöhnlich zur Eiterung neigt, so wie die oben schon erwähnte Rücksicht auf die günstige Wirkung einer solchen Eiterung zur Verhütung der allgemeinen syphilitischen Erscheinungen hat die Aerzte veranlasst, solche örtliche Mittel anzuwenden, welche erfahrungsgemäss einen derartigen Ausgang herbeizuführen vermögen. Sie bedienen sich dazu der warmen, aus Kräutermischungen oder auch aus Hafergrütze bestehenden Breiumschläge, und es soll, so wie auch nur oberflächliche Erweichung eingetreten, der Bubo durch einen kleinen Einstich mit der Lanzette, der aber so tief gehen muss, dass die lymphatischen Gefässknäule der Drüse dadurch zerschnitten werden, geöffnet werden. Wer jemals sich Bubonen auf diese Weise hat behandeln lassen oder deren Behandlung mitangesehen hat, der wird erkannt haben, wie beschwerlich, wie langwierig und wie zweifelhaft in seinem Erfolge ein solches Verfahren ist.

Denn nicht nur, dass der Patient dabei beständig liegen muss, nicht nur, dass er sich fortwährend mit den lästigen, unreinlichen, die Wärme selten lange conservirenden und deshalb so oft zu wechselnden Breiumschlägen plagen muss, es werden auch durch die frühe, bei allen drüsigen Gebilden überhaupt so missliche Eröffnung mittelst der Lanzette gerade am häufigsten die unglücklichen Richtungen, wie Eitersenkungen, fistulöse Gänge, selbst brandige Entartung herbeigeführt, welche bei Kranken und Aerzten den Bubo zu einer so gefürchteten Krankheit machen.

Wie vortheilhaft zeichnet sich dagegen die Wasserbehandlung, durch ihre Einfachheit, Reinlichkeit und leichtere Handhabung aus! Anstatt der Kranke dort liegen muss, kann er hier frei umhergehen, anstatt sich mit warmen Umschlägen, die alle Viertelstunden wieder kalt geworden, abzumühen, hat er es hier mit den einfachen reinlichen kalten Wasserumschlägen zu thun, die je länger sie liegen, desto wärmer werden, anstatt dort durch eine voreilige, bei noch bestehender Härte in der Umgebung zu den schlimmsten Zufällen Veranlassung gebende künstliche Eröffnung gefährdet zu sein, geht er hier ganz sicher, da alles der Natur überlassen bleibt, welche, zweckmässig durch allgemeines und örtliches Verfahren unterstützt, schon den rechten Zeitpunkt für die Entleerung des Eiters zu treffen versteht. Die Vorzüge dieser kalten, bei festem Anschliessen an die betreffende Körperstelle nach und nach eine intensive Wärme entwickelnden Umschläge vor den gebräuchlichen warmen Breiumschlägen sind so gross, dass es wirklich unbegreiflich sein würde, diese letzteren nicht schon ganz aus der Praxis verbannt zu sehen, wenn nicht die zähen Vorurtheile und die Abgeneigtheit der meisten Aerzte, sich mit den Wirkungen der verschiedenen Applikationsweisen des Wassers vertraut zu machen, eine Erklärung dafür abgäben.

Die Aerzte kennen nur eine Wirkung der kalten Wasserumschläge, nämlich die entzündungswidrige, zertheilende; wo es sich aber um einen erweichenden, eiterungsbefördernden Effect handelt, da perhorresciren sie dieselben, und stellen sich eben so erstaunt, wie jener Wilde, als er seinen Gast durch dasselbe Hauchen des Mundes sich die Suppe kalt und die Hände warm machen sah. Würden sie aber aus der bescheidenen oder vielleicht richtiger hochmüthigen Entfernung, in der sie sich bisher der Wasserkur gegenüber gehalten, etwas näher herantreten, so müssten sie bald die Ueberzeugung gewinnen, dass die verschiedene Wirkung lediglich von der verschiedenen Weise der Anwendung abhängig ist. Die kalten Umschläge werden entzündungswidrig wirken, wenn sie nicht stark ausgewunden, aufgelegt und schnell hinter einander, alle 1—2 Minuten gewechselt werden, sie werden aber die Reife zur Eiterung und unter Umständen auch die Zertheilung einer Geschwulst bewirken, wenn sie gut ausgewunden, fest und in hinreichender Grösse auf die betreffende Körperstelle gelegt, zweckmässig bedeckt und nur selten, alle 3—4 Stunden, erneuert werden. Ich kann versichern, dass ich mit dieser letzteren Varietät der kalten Umschläge die bedeutendsten Blutschwäre und Bubonen in unzähligen Fällen zu einer gründlichen Eiterung gebracht habe, und was die Kranken dabei gewonnen haben, dass sie durch dieses einfache, stets wirksame Verfahren der Plage mit den lästigen Breiumschlägen überhoben wurden, bedarf wohl keiner langen Auseinandersetzung. Ich lasse daher bei Kranken mit Bubonen, bei denen in Fällen, von denen hier die Rede, stets die Tendenz zur Eiterung vorauszusetzen ist, die Geschwulst mit einer grossen, aus recht grober, poröser Leinwand bestehenden, in kaltes Wasser getauchten Compresse bedecken, über welche dann ein Stück Wachstuch und darüber wohl auch noch ein trockenes Tuch in der Art befestigt werden, dass der Patient sich nöthigenfalls damit frei bewegen kann. Das Ganze muss fest auf der Haut anliegen, und je nach der sich entwickelnden Wärme und dem Austrocknen des Umschlages alle 3—4 Stunden erneuert werden. Die Wirkung dieser Umschläge steht im Allgemeinen an Schnelligkeit der der warmen Breiumschläge nicht nach, und wenn dies auch in einzelnen seltenen Fällen so scheinen sollte, so sind doch stets die anderweitigen Vortheile dieser Behandlung so gross und die dadurch herbeigeführte Reife der Geschwulst so gründlich, dass dem Kranken reichlich die etwaige kleine Verzögerung aufgewogen wird. — Hat die freiwillige Eröffnung der Geschwulst stattgefunden, so müssen neben der fortgesetzten allgemeinen Behandlung die Umschläge so lange fortgebraucht werden, bis alle Härte im Umkreise geschwunden und die Schliessung der Wunde vor sich gegangen ist, was durch den gleichzeitigen Gebrauch der abgeschreckten Sitzbäder in nicht geringem Grade unterstützt zu werden pflegt.

Von einigen Schriftstellern wird im Widerspruche mit vielen anderen noch behauptet, dass es auch einen primären Bubo gebe, d. h. einen solchen, wo das syphilitische Gift aufgenommen worden ist, ohne Erscheinungen an der Infectionsstelle selbst hervorgerufen zu haben, dasselbe vielmehr gleich auf die Leistendrüse übertragen worden und so Veranlassung zur Erzeugung des Bubo geworden ist. Ich habe derartige Bubonen zu beobachten keine Gelegenheit gehabt; für die Behandlung ergiebt sich begreiflicherweise dabei kein Unterschied und sie wird auch in diesem Falle ganz die eben angegebene sein müssen.

3. *Die Hodenentzündung.* Die Entzündung der Hoden tritt, gleich der ersten oben erwähnten Art des Bubo, am häufigsten als sympathische Erscheinung eines gleichzeitig vorhandenen Trippers auf, und entsteht namentlich dann, wenn Tripperkranke nicht das richtige Verhalten beobachten, kein Suspensorium tragen, während der entzündlichen Periode reiten, tanzen, trinken oder gar den Beischlaf vollziehen, oder erhitzende Mittel, Copaiva-Balsam, Cubeben, drastische Abführmittel u. s. w. gebrauchen. Sie äussert sich dadurch, dass der erkrankte Hoden vergrössert, geschwollen und die Haut des Hodensackes der kranken Seite geröthet, oft gespannt und glänzend ist. Dabei ist der erkrankte Hoden heisser als der andere, schwerer, mässig hart und sehr empfindlich nicht nur bei der Berührung, sondern auch dann, wenn der Kranke steht, und so der Hoden seiner eigenen Schwere überlasssn wird. Nach Massgabe der Heftigkeit der Entzündung ist damit mehr oder weniger Gefässfieber mit Hitze, Trockenheit, Durst, Kopfschmerz und Appetitlosigkeit verbunden. — Auch diese begleitende Erscheinung

des Trippers verlangt zur Erzielung ihres naturgemässesten Ausganges, der Zertheilung, keinen complicirten Heilapparat, und es bedarf dazu weder der Blutegel, der Brechmittel, der Einwickelungen mit Heftpflasterstreifen und wie die sogenannten Heilmittel alle heissen mögen, mit denen die Patienten so oft arg gequält werden. Ich habe erst in neuester Zeit mehrere Fälle von Hodenentzündungen, in denen die Anschwellung zu colossalen Dimensionen gestiegen war, und wo andere Aerzte ein sehr energisches Einschreiten für unbedingt erforderlich erklärt hatten, in verhältnissmässig kurzer Zeit auf die gleich näher anzugebende Weise vollständig geheilt, und glaube daher auch hier die Wasserbehandlung jeder bisher üblichen vorziehen zu dürfen. Vor allem ist das Verhalten des Patienten streng zu reguliren; er muss fortwährend die horizontale Lage beobachten und dabei durch untergeschobene Polster dem Hodensack eine erhöhte Lage und feste Unterstützung geben; die Diät muss eine durchaus kühlende sein, nur aus Wasser, Milch und gekochtem Obste bestehen, und für ungehinderten offenen Leib durch wiederholte Wasserklystire gesorgt werden. Oertlich wird die Geschwulst mit dem oben näher beschriebenen Umschlage, der auch den Penis mitumfassen muss, bedeckt, und für gehörige Erneuerung des erstern, sobald er nämlich sehr heiss und trocken geworden, Sorge getragen. Wie der syphilitische Bubo die Tendenz zur Eiterung, so hat die sympathische Hodenentzündung die zur Zertheilung, und wie dort der erwärmende Umschlag maturirend wirkt, so wirkt er hier zertheilend. Denn das ist gerade der eigenthümliche grosse Vorzug der, hier durch die kalten Umschläge erzielten feuchten Wärme, dass sie der Natur keine Gewalt anthut, sondern nur den dem Wesen der Krankheit entsprechenden Ausgang begünstigt, daher hier zertheilend, dort eiterungsbefördernd wirkt. Eine allgemeine Behandlung durch nasse Einschlagungen etc. ist nur bei stärkerem ausgeprägten Fieber nothwendig, und ich kann wiederholt versichern, dass das angegebene einfache Verfahren in diesen Fällen mich noch niemals im Stiche gelassen hat.

4. *Das syphilitische Geschwür, der Schanker.* Unter allen Formen der primär-syphilitischen Erscheinungen nimmt bezüglich seiner Bedeutung das syphilitische Geschwür gewiss den ersten Platz ein, weil in der Mehrzahl der Fälle, in denen allgemeine syphilitische Symptome beobachtet worden sind, sets ein Schanker als die erste Quelle derselben nachzuweisen ist. Diese Erfahrung war es denn auch allein, welche auf die Annahme eines specifischen syphilitischen Giftes führte, denn erst daraus, dass so häufig die allgemeine Vergiftung der örtlichen folgte, konnte man mit vollem Rechte abstrahiren, dass mit der Entstehung des primären Schankers ein ganz eigenthümliches Gift in die Oekonomie des Lebens eingeführt worden war, welches früher oder später seine zerstörenden Wirkungen in den verschiedenen Gebilden des Organismus zu äussern vermag. Dieser Ansicht entsprechend, hatte man denn auch früher jeden Schanker als den ersten Reflex einer allgemeinen syphilitischen Vergiftung betrachtet und denselben demgemäss mit Mitteln behandelt, welchen man eine neutralisirende Kraft dieses eigenthümlichen Giftes beimessen zu können glaubte, und erst in neuerer Zeit hat man den Grundsatz aufgestellt, der Schan-

ker sei lediglich ein örtliches Uebel und von jeder allgemeinen Vergiftung unabhängig. Der hervorragendste Vertreter dieser Ansicht ist wiederum *Ricord;* er sagt: „Man kann, wenn man nicht geradezu blind sein will, heute nicht mehr annehmen, dass das syphilitische Gift durch einen Einriss oder auf andere Weise eindringe, zuerst den ganzen Organismus vergifte, sich in der Entfernung bebrüten lasse, seinen Weg zurückgehe und endlich in dem Neste, wo es zuerst abgelagert war, zu Tage komme. — Ein Samenkorn eigener Art, keimt das syphilitische Gift an der Stelle, wo es gesäet worden ist; ein eigenthümliches Ferment, zieht es die Theile, welche es unmittelbar berührt, zunächst in den Gährungsprozess mit hinüber. Alles das geht mehr oder weniger schnell, je nach der Anlage, der Oertlichkeit und der Gunst der übrigen Bedingungen, aber es geht von Statten nothwendig und absolut, und zwar an einer sehr umschriebenen Stelle, die genauer zu begränzen uns vielleicht später gelingen wird. Die Nichtexistenz eines Bebrütungsstadiums, eine so evidente, so wahre, so logische Thatsache, wird indessen immer noch nicht geglaubt. Das Vorurtheil ist zu alt, als dass es nicht Gesetzeskraft erlangt hätte, und dass es so leicht wäre, es umzustossen.“ — Es dürfte indessen doch nicht räthlich erscheinen, diese Ansicht, trotz der Bestimmtheit, mit der sie ausgesprochen worden, so ohne Weiteres zu adoptiren, weil sie bezüglich der Behandlung neben manchem Guten — der Beschränkung des Mercurialgebrauchs nämlich — doch zu Consequenzen führen muss, und auch wirklich nur zu oft geführt hat, welche die unglücklichsten Folgen für den Kranken haben können. Denn wo sind die überzeugenden Beweise, dass das syphilitische Gift wirklich so ein Samenkorn ist, das nur an der Stelle keimt, wo es gesäet ist, und lässt der ganze Vorgang denn in der That gar keine andere Erklärung zu? Allerdings wird, wenn eine nur durch eine dünne Oberhaut geschützte Schleimhaut mit dem ansteckenden syphilitischen Eiter, der ein Product des Schankers ist, in Berührung kommt, zuerst das in Berührung kommende Organ den nachtheiligen Einfluss des Giftes empfinden, und deshalb auch die ersten Reactionserscheinungen an den Genitalien, da wo der Organismus den stärksten Einfluss des syphilitischen Giftes empfunden hat, zum Vorschein kommen; es spricht aber nichts dagegen, dass gleichzeitig auch der ganze Organismus durch die Aufsaugung des Giftes inficirt werden kann, die allgemeinen Wirkungen sich aber aus dem angeführten Grunde erst später als die örtlichen kundgeben werden. Und verhält sich die Sache wirklich so, wie hier angegeben worden, und die Möglichkeit, dass sie sich so verhält, wird Niemand überzeugend bestreiten können, so sieht man leicht ein, dass damit wenig genützt sein kann, wenn man sich darauf beschränkt, die ersten, örtlich sichtbaren Symptome zu beseitigen, während man nichts thut, die Blutmischung von dem sie belastenden fremden Stoffe zu reinigen, und so den Folgen der allgemeinen Infection vorzubeugen. Dieselben und eigentlich noch gewichtigere Gründe daher, welche oben beim Tripper die Abortivmethode als unräthlich und zweideutig erscheinen liessen, dieselben Gründe sprechen auch hier beim Schanker gegen die von *Ricord* aufgestellte Abortivmethode durch das blosse Aetzen des örtlichen Geschwürs; in beiden Fällen ist keine Sicherheit für den Kranken vor möglichen bösen, sehr bösen Folgen gegeben. Dazu kommt, dass *Ricord* selbst eine Form von Schanker annimmt, welche stets Reflex einer allgemeinen Vergiftung sein soll, den verhärteten (indurirten) Schanker nämlich, dabei aber zugesteht, dass die Unterscheidung desselben von anderen gutartigen Geschwüren oft den grössten Schwierigkeiten unterliegt, dass er ferner die Schutzkraft der Aetzung auf die ersten 4—5 Tage nach Entstehung des Geschwürs, also auf einen Zeitpunkt beschränkt, in dem sehr oft die Kranken den Arzt noch gar nicht consultiren, und dass er endlich eine oberflächliche Aetzung mittelst Höllensteins, womit sie doch in der Privatpraxis gewöhnlich ausgeführt wird, für unzulänglich erklärt, und nur ein tiefeingreifendes, höchst schmerzhaftes Aetzmittel, die Wiener Aetzpaste, für dem Zwecke entsprechend hält, ein Mittel, dem sich nur wenige Kranke unterwerfen dürften. Unter diesen Verhältnissen darf es nicht Wunder nehmen, wenn die Mehrzahl der Aerzte sich beim primären syphilitischen Geschwüre nicht auf eine bloss örtliche Behandlung beschränken zu dürfen glaubt, sondern es vorzieht, zur Verhütung möglicher allgemeiner Folgen auch ein Allgemeinverfahren eintreten zu lassen. Und worin besteht nun dies allgemeine Verfahren? Hier begegnen wir nun zwei grossen streitenden Partheien, welche sich bereits seit langer Zeit gegenüberstehen, ohne dass bis jetzt die Akten des Prozesses hätten geschlossen werden können. Es sind dies die Mercurialisten und Antimercurialisten. Die Mercurialisten stützen sich auf die specifische Natur der Syphilis, welche auch nur durch ein specifisches Heilmittel, den Mercur, geheilt werden könne. Sie müssen zwar zugeben, dass syphilitische Geschwüre und auch secundäre Symptome ganz von selbst heilen können, allein sie behaupten, dass da, wo der Mercur nicht gegeben wird, die Krankheit sich sicher verlängere, und secundäre Symptome viel häufiger seien. Wenn die Gegner des Mercurs behauptet hätten, dass da, wo bei primären Formen Mercur gebraucht worden wäre, die secundären Symptome in viel übleren Formen aufgetreten, so läugnen die Anhänger des Mercurs die Richtigkeit dieser Behauptung, und sind vielmehr der Meinung, dass die Syphilis eben als specifische Krankheit, sobald ihr Gift nicht neutralisirt worden, desto schlimmer hervortreten müsse, so wie es ja auch Thatsache sei, dass einst, bevor der Mercur als Heilmittel gegen die Syphilis eingeführt worden sei, die secundären Formen der Syphilis die gewöhnlichsten und schrecklichsten gewesen seien. Wenn allerdings nicht geläugnet werden könne, dass viele schreckliche secundäre Erscheinungen die Wirkung des gemissbrauchten Mercurs seien, so möge man doch auch nicht die tausend und wieder tausend Fälle vergessen, wo der Merkur die beste, schnellste und dauerhafteste Heilung gebracht habe. — Die Antimercurialisten wollen dagegen den Mercur gänzlich aus der Therapie der Syphilis verbannt wissen, und unterstützen ihre Ansichten von der Verwerflichkeit des Mercurs mit furchtbaren Waffen, Thatsachen und statistischen Berechnungen. Sie sind der Meinung, dass nicht allein das Quecksilber, sondern auch jedes andere Heilmittel in manchen Fällen zur Heilung syphilitischer Affectionen unnöthig sei, und dass in allen

Fällen, wo man gegen die Syphilis einschreite, das Verfahren lediglich ein entziehendes, ausleerendes, reizminderndes sein müsse. Sie beschuldigen das Quecksilber, dass es nur zu leicht einen unregelmässigen Verlauf der Syphilis hervorbringe, und diese stets verschlimmere, indem es der Syphilis ähnliche Erscheinungen hervorrufe, und so dem vorhandenen Uebel ein neues hinzufüge. Wenn das Quecksilber wirklich ein Specificum gegen die Syphilis sei, fragen die Gegner desselben mit Recht, wie kommt es denn, dass man dessenungeachtet noch so zerstörende Formen derselben, und zwar in Krankenhäusern sieht, wo doch der Kranke sich allen Anforderungen fügen musste? Hätte man nicht, wenn der Satz richtig wäre, dass man durch Behandlung der primären Zufälle mit Quecksilber die secundären verhüten könnte, gar keine secundären Symptome mehr entstehen sehen müssen, da man ja fast allgemein die Syphilis mit Quecksilber behandelte? Auch statistisch unterstützen die Gegner des Mercurs ihre Behauptung, dass gerade nach dem Gebrauche desselben die secundären Zufälle weit häufiger und in viel bösartigeren Formen auftreten. Aus einem von *Sir James M. Gregor* unterzeichneten officiellen Circulare an die Militairärzte Englands geht hervor, dass bei der Behandlung mit Quecksilber das Verhältniss der primären Symptome zu den secundären ungefähr wie 1: 20, bei der Behandlung ohne Quecksilber wie 1: 55 war. Eben so wurden im Militairkrankenhause zu Würzburg in einem Jahre 82 primäre syphilitische Symptome von *Brünninghausen* ohne Quecksilber geheilt, und nur in einem Falle zeigten sich secundäre Zufälle.

Auf welcher Seite ist nun das Recht? Ich stehe keinen Augenblick an, gestützt auf meine Erfahrungen, dasselbe auf Seiten Derer zu suchen, welche den Mercur, der sich in der Arzneikunde so häufig weniger als der geflügelte Bote der Götter, denn als ein Abgesandter des Teufels gezeigt, bei dem primär-syphilitischen Geschwür verbannt, und diesem letztern nur ein entziehendes, ausleerendes, reizminderndes Verfahren entgegengestellt wissen wollen. Auch hier also, wie oben beim Tripper, begegnen wir einer Parthei unter den allopathischen Aerzten, mit deren Principien sich der mit Wasser behandelnde Arzt vollkommen einverstanden erklären muss, aber auch hier, wie beim Tripper, sind zwischen Allopathie und Hydriatrik die Wege verschieden, welche von demselben Principe aus zu dem zu erstrebenden Ziele, der sichern Genesung des Patienten, führen. — Die Aerzte, welche die primäre Syphilis ohne Quecksilber heilen, befolgen mehr oder weniger genau das von englischen Aerzten zuerst unter dem Namen des *simple treatment* aufgestellte Heilverfahren, dessen Normen im Wesentlichen die folgenden sind. Was zunächst die diätetischen Bestimmungen betrifft, so sind es namentlich die Temperatur, in welcher sich der Kranke aufzuhalten hat, die Ernährung desselben und endlich sein ganzes übriges Verhalten, welche vor Allem einer sorgfältigen Regulirung bedürfen. Der an Syphilis Leidende soll sich beständig in einer Temperatur von mindestens 18^{0} R., um die Hautausdünstung zu befördern, aufhalten, eine Bestimmung, welche sich auf die Erfahrung zu basiren scheint, dass die Syphilis in den tropischen Klimaten, im südlichen Europa und im nördlichen während des Sommers weit milder verläuft, und die Heilung weit rascher und leichter gelingt. Die Diät soll eine mehr vegetabilische als animalische sein, und es darf der Kranke nur den vierten Theil der gewohnten Nahrung geniessen. Diese Verminderung der Nahrung hat den Zweck, dass dem krankhaften Reproduktionsprocesse dadurch das Material zur weitern Ausbildung genommen, und die Aufsaugung in dem Grade gesteigert werde, dass das krankhaft Entartete wieder in den normalen Zustand zurückkehrt. Endlich sind noch Ruhe und Reinlichkeit nothwendige Bedingungen zur Heilung der Syphilis. Der Kranke soll fortwährend im Bette liegen, theils der gleichmässigen Wärme wegen, theils weil durch das beständige Liegen der Kranke die Entziehung der Nahrung besser verträgt. So weit die diätetischen Bestimmungen, welche von jenen Aerzten als unerlässlich hingestellt werden. — Die eigentlich arzneiliche Behandlung besteht darin, dass dem Kranken täglich 3mal ein Esslöffel von einer Auflösung der schwefelsauren Magnesia in Wasser gegeben wird, worauf gewöhnlich einige Stuhlausleerungen im Laufe des Tages zu erfolgen pflegen.

Die hier näher bezeichnete Behandlung des primären syphilitischen Geschwürs hat unzweifelhaft grosse Vorzüge vor der mercuriellen Behandlung, unterliegt aber selbst wieder gewichtigen Bedenken, die theils aus dem angewendeten Mittel selbst, theils aus der grossen Schwierigkeit, dies Verfahren in der Privatpraxis mit den jedesmaligen Lebensverhältnissen des kranken Individuums in Einklang bringen zu können, resultiren. Was zunächst die Neutralsalze selbst betrifft, so sind sie keinesweges ein so unschädliches Mittel, sondern üben sehr häufig einen sehr nachtheiligen Einfluss auf die Unterleibsorgane, namentlich die Schleimhaut des Darmkanals aus, als deren sichtbaren Reflex die in vielen Fällen während des Gebrauchs dieser Abführmittel auftretenden Geschwüre an der innern Fläche der Unterlippe und der Schleimhaut der Backen betrachtet werden können. Wie heftig diese Kurmethode auf die Unterleibseingeweide und die in der Nähe liegenden Organe wirkt, geht überdies schon daraus hervor, dass sie in fast sicherer Weise Abortus hervorruft, und aus diesem Grunde bei Schwangeren auch niemals zur Anwendung kommen darf. Eben so warnen die Aerzte selbst vor ihrem Gebrauch bei schwächlichen, schlaffen Subjekten, bei scorbutischer Anlage und bei gleichzeitig bestehendem Tripper, dessen Verlauf dadurch ein sehr hartnäckiger werden soll. — Ganz unbrauchbar aber wird für die Mehrzahl der Fälle in der Privatpraxis dies Verfahren, wegen der fast unbesiegbaren Schwierigkeit, hier alle die diätetischen Requisite zu erfüllen, welche sie voraussetzt und ohne welche sie sich durchaus wirkungslos zeigt. Ohne den beständigen Aufenthalt in der eben angegebenen Temperatur, ja ohne den fortwährenden Aufenthalt im Bette erfüllt die Methode nach dem eigenen Geständnisse ihrer Empfehler den beabsichtigten Zweck nicht; wie oft aber, frage ich, wird es möglich sein, bei Syphilitischen jener Anforderung Genüge zu leisten, und so den Erfolg der Kur zu sichern. Die meisten syphilitischen Kranken sind junge, mehr oder weniger abhängige Männer, welche sich auf Wochen ihrem Wirkungskreise nicht zu entfremden vermögen, und welche überdies keinen sehnlicheren Wunsch haben, als ihre Krankheit der Kenntniss Anderer zu entziehen. Es ist aber wahrlich nicht der passende Weg, das Geheimniss zu bewahren, wenn ein sonst gesunder, in seinem Aeussern nichts krankhaftes darbietender junger Mann sich Wochen lang in's Bett legt und eine, bei der ziemlich allgemeinen Kenntniss von der Nothwendigkeit einer gesteigerten Wärme bei der Syphilis fast immer verrätherische Temperatur von 18—20° R. in seinem Zimmer hat. Unter diesen Verhältnissen kann es daher nicht Verwunderung erregen, dass diese Methode in der Privatpraxis nur in den seltensten Fällen Eingang gefunden, und dass daher der Mercur und die Aetzungen noch immer eine so grosse, fast ausschliessliche Rolle in der Behandlung des primärsyphilitischen Geschwürs spielen. Denn Pillen und Pulver lassen sich heimlich nehmen, und da die meisten Kranken in dem unglücklichen Wahne stehen, dass eine Beschränkung bezüglich der Diät, Temperatur etc. dabei gar nicht erforderlich, so muss ihnen diese Behandlung allerdings als die einfachste, ihrem Wunsche nach Verheimlichung am meisten entsprechende erscheinen. Wüssten sie aber, dass gerade die Anwendung des Mercurs, wie kein anderes Mittel, die sorgfältigste Regulirung der Diät, der Temperatur, kurz des ganzen Verhaltens voraussetzt, und dass der Vernachlässigung dieser Rücksichten gerade die unglücklichsten Wirkungen des Mercurialgebrauchs zugeschrieben werden müssen, so würden sie bald einsehen, dass die Freude über die Verheimlichung in der Mehrzahl der Fälle eine nur kurze, und gar bald in Schmerz über die nicht lange auf sich warten lassenden offenkundigen Folgen verwandelt sein werde.

Ich habe oben gesagt, dass ich mich ganz der Ansicht der Aerzte anschliesse, welche den Mercur bei dem primär-syphilitischen Geschwür verbannt, und demselben nur ein entziehendes, ausleerendes, reizminderndes Heilverfahren entgegengestellt wissen wollen. Ich habe aber auch gezeigt, dass die Methode, mittelst deren sie jene Heilabsicht zu realisiren gedenken, wegen der Schwierigkeit einer strengen Erfüllung der dabei vorausgesetzten diätetischen Beschränkungen, in den meisten Fällen unausführbar und überdies auch nicht von nachtheiligen Einflüssen auf den übrigen Gesundheitsstand des Patienten frei ist. Auf welche Weise sollen nun jene Principien im concreten Falle verwirklicht werden? Hierauf erwiedere ich, dass es die methodische Wasserkur ist, durch welche jene Aufgabe, am sichersten, gründlichsten und, ich darf wohl hinzufügen, am angenehmsten für den Kranken gelöst wird. Für meine Berechtigung, diese wichtige Frage in so peremtorischer Weise zu beantworten, sei es mir gestattet, Folgendes anzuführen. Dass die Syphilis durch die methodische Anwendung des Wassers geheilt werden könne, wird, seitdem zuerst in Gräfenberg und dann in anderen Anstalten dieser Art unter dem so zahlreichen Contingente, welche namentlich jene Krankheit zu dem Heere der dort sich sammelnden Kranken gestellt, so mannichfache Heilungen bewirkt worden sind, wohl von Niemandem mehr bezweifelt werden dürfen. Indessen ist dabei nicht zu übersehen, dass es namentlich die Formen der secundären, durch falschen oder übermässigen

Gebrauch des Mercurs misshandelten Syphilis waren, welche in jenen Anstalten Gegenstand der Behandlung wurden, während primäre Formen dort aus leicht begreiflichen Gründen zu den Seltenheiten gehörten. Dies hat nun die unter Kranken und namentlich unter Aerzten viel verbreitete Meinung erzeugt, dass die Wasserkur wohl für die secundären Formen der Syphilis passe, gegen primäre Geschwüre aber nicht mit Sicherheit anzuwenden sei. Die Wichtigkeit der Streitfrage leuchtet ein; ihre Lösung konnte sie nur von der practischen Erfahrung am Krankenbette selbst erwarten. Nun dürfte es aber wohl nicht leicht eine Wasserheilanstalt geben, die bezüglich solcher Erfahrungen günstiger situirt wäre, als die unsrige in Berlin, an der ich selbst beschäftigt bin. Inmitten einer grossen Hauptstadt belegen, in welcher gerade in jüngster Zeit jene Krankheit eine so beunruhigende Verbreitung gefunden, kann es ihr niemals an geeigneten Kranken zur Feststellung der Frage fehlen, ob das primär-syphilitische Geschwür durch die Wasserkur geheilt werden könne, oder nicht. Und die Erfahrung hat entschieden, und zwar entschieden zu Gunsten der Wasserkur; das primär-syphilitische Geschwür wird vollständig und radical durch die entsprechende Anwendung des Wassers geheilt. Ich habe in den letzten Jahren mehr als 50 primär-syphilitische Geschwüre lediglich mit Wasser behandelt, ich habe sie Alle geheilt, und in keinem einzigen Falle Symptome einer allgemeinen Syphilis darnach beobachtet. Die grosse Mehrzahl der Kranken waren Berliner; sie alle konnten noch nach Jahren einer genauen Controlle unterworfen werden, und auch nicht bei einem haben sich Erscheinungen gezeigt, welche über die Gründlichkeit und Sicherheit der Heilung hätten einen Zweifel aufkommen lassen. Diese Thatsache kann ich auf das Feierlichste und mit aller der Wahrhaftigkeit, welche einer so ernsten und wichtigen Angelegenheit gebührt, versichern, und sie wird hoffentlich hinreichen, jeden etwaigen Zweifel über die Zulässigkeit und Heilsamkeit der methodischen Wasserkur bei dem primären syphilitischen Geschwüre zu beseitigen.

Der grosse Werth der methodischen Wasserkur in derartigen Krankheitserscheinungen beruht aber nicht allein auf ihrer Wirksamkeit, sondern dieselbe wird auch dadurch zu einem unschätzbaren Mittel, dass sie von allen, den übrigen üblichen Methoden anklebenden Nachtheilen und sonstigen, die Anwendung selbst erschwerenden Inconvenienzen durchaus frei ist. Nicht bloss, dass sie, wie dies beim Mercurialgebrauch der Fall, der bereits bestehenden Vergiftung keine neue, in ihren Folgen viel verderblichere und zerstörendere hinzufügt, nicht bloss, dass sie nicht, wie dies die Neutralsalze thun, die Integrität des mit so wichtigen Functionen betrauten Nahrungskanals in hohem Grade gefährdet, die Wasserkur besitzt auch dadurch noch einen ganz eigenthümlichen Vorzug, dass sie zu ihrem Gelingen nicht jener ängstlichen, minutiösen Bestimmungen bezüglich des Verhaltens der Kranken bedarf, von welchen die Wirksamkeit der beiden anderen Methoden so wesentlich abhängig ist. Beim Gebrauche des Wassers hat der Kranke nicht nöthig, sich wochenlang in einem Zimmer von übermässig hoher Temperatur, oder wohl gar in seinem Bette von der Aussenwelt abzuschliessen, und eben so lange sich der oft so nothwendigen Erfüllung seiner Berufsthätigkeit zu entziehen, sondern er kann selbst beim schlechtesten, kältesten Wetter sich getrost der atmosphärischen Luft aussetzen, ohne fürchten zu müssen, dadurch das Gelingen der Kur zu stören, oder das zur Heilung bestimmte Mittel, wie dort beim Mercur, dessen vermeintliche Unschädlichkeit vorzugsweise auf jener Voraussetzung bei seiner Anwendung beruht, zu einer neuen, krankmachenden Ursache umzuwandeln. Es ist wahrlich nicht der geringste Vorzug der Kur, dass so behaftete Kranke auch nicht einen Tag auf ihre gewohnte Thätigkeit zu verzichten haben, wie denn auch alle meine, den verschiedenartigsten Ständen angehörenden Patienten ohne Unterbrechung ihren Geschäften haben obliegen können, ohne den Erfolg der Kur zu gefährden, oder auch nur zu verzögern. Damit hängt innig ein anderer Vorzug der Wasserkur zusammen, der nämlich, dass es auf diese Weise den Patienten leicht wird, ihre in so üblem Rufe stehende Krankheit der Kenntniss Anderer zu entziehen. Die Wasserkur ist gegen die mannichfachsten Uebel im Gebrauch, und es wird deshalb um so leichter sein, ein anderes chronisches Leiden vorzuschützen, als die ungehemmte Berufsthätigkeit und namentlich die Entbehrlichkeit der so verrätherischen hohen Temperatur nicht wenig dazu beitragen werden, jeden Verdacht eines syphilitischen Uebels fern zu halten. — So vereint sich denn in der methodischen Wasserkur die Wirksamkeit des Mittels mit der Unschädlichkeit, Leichtigkeit, ja fast Annehmlichkeit der Anwendung desselben, und ich darf mich wohl der Hoffnung hingeben, dass meine Stimme von Kranken und

Aerzten werde vernommen, und die Vorzüge einer solchen Behandlung in einer so häufigen, nicht selten in ihren Nachwirkungen alle Lebensblüthen abstreifenden und vergiftenden Krankheit ihre gebührende Würdigung finden werden.

Die Details der Behandlung hier näher anzugeben, dürfte wohl überflüssig sein, da die Kur doch nur von einem, in der therapeutischen Handhabung des Wassers kundigen Arzte geleitet werden kann. Es genüge die Bemerkung, dass während die Wasseranwendung, den oben entwickelten Grundsätzen gemäss, im Allgemeinen den entziehenden, ausleerenden und reizmindernden Karakter an sich tragen muss, sie doch andererseits auch der Individualität des Patienten anzupassen, und demnach in den einzelnen Fällen schicklich zu modificiren ist. Kräftige, jugendliche Personen müssen mehr und stärker schwitzen, als schwächlichere, bejahrtere Individuen, und eben so ist bei den ersteren eine kältere Temperatur des angewendeten Wassers zulässiger, als bei den letzteren. Eine Entziehungskur ist nicht in allen Fällen unbedingt nothwendig; bei den Meisten wird durch eine quantitative Verminderung der Nahrungsmittel die Heilung allerdings beschleunigt, bei schwächlichen Individuen erfolgt aber auch wohl das Gegentheil. — Die Dauer der Kur hat nichts Bestimmtes. Unter den von mir behandelten Kranken konnten einige schon nach 4—5, andere nach 6—7, einer endlich erst nach 9 Wochen geheilt entlassen werden.

Druck von C. A. Schiementz & Co. in Berlin, Spandauerstr. 48.

FSC
www.fsc.org
MIX
Papier | Fördert gute Waldnutzung
FSC® C083411

Zeitfracht Medien GmbH
Ferdinand-Jühlke-Straße 7
99095 Erfurt, Deutschland
produktsicherheit@kolibri360.de